ストレス体質を卒業し「生きづらさ」を手放す法

加藤史子

同文舘出版

はじめに

あなたは、「生きていくのは、何と苦しいことなんだろう」とか、「仕事もプライベートも、なかなかうまくいかない」と思ったことはありませんか？

私は、あるときまでそんなふうに思っていました。人間関係で誰かと衝突をしたり、自分は正しいのに、なぜ、こんな不当な扱いを受けなくてはならないのかと怒ったり、愚痴や文句がたくさんありました。

そのたびに心が重く感じられて、何とか気分がいい状態に切り替えたくて、飲みに行ったり、カラオケに行ったり、好きなものをたくさん食べたり、ふて寝をしたり、元気になれそうな映画を見ていましたが、その瞬間は苦しさから解放されるのに、すぐにその辛さは戻ってくるのでした。

学生のとき、朝起きることができなくなったこともあります。社会人になってからも、ストレスからお腹が痛くなったり熱が出たり、蕁麻疹が出ることを繰り返していました。

そんな私が、〝生きづらい自分〟を卒業することができたのは、目に見えない自分の心とのつきあい方を学んだときからでした。

どうして、自分の心はこんなに苦しい時間が長いのか？
どうして、自分は生きづらい環境の中にいるのか？
自分には、どのような考え方や感じ方の癖があるのか？
苦しいときにはどうすればいいのか？
苦しくならないためには、何をすればいいのか？

ということを、知ることができたからです。

今では、こんなに心穏やかに暮らすことができるのかと思うほど、毎日やすらぎとともにイイ気分で暮らしています。そして、かつての私と同じように、生きづらさを感じている人たちに、どうしたら生きづらい自分を卒業できるのかを伝える、メンタルトレーナーとしての活動をライフワークにしています。

この活動を続けていると、たくさんのうれしい声をいただきますので、そのうちのいくつかをご紹介します。

「『何で、私ばっかり?』と繰り返す苦しい生き方しかできなかった私は、自分自身が一番嫌いでした。何度も変わろう! 変わりたい! と思いましたが、なかなか自分を変えることができずにいました。加藤先生のセミナーで、過去の自分のことを思いっきり抱きしめて『大好き。大事な子だよ。頑張ったね』と言えたとき、自分の苦しさをつくり出していた何かが消えていきました。こんなに穏やかな時間があること、心について学ぶ機会に出会えたことに感謝しています」

「『息苦しい』と、何度ツイッターでつぶやいたかわかりません。私は親との関係に悩み、仕事上の人間関係に悩み、自分の夢が叶わないことに悩み、恋人のことに悩むなど、悩みが尽きませんでした。どうすればいいのか、誰に相談すればいいのかすらわからないまま、息苦しさを感じ続けてきたのです。

そんなとき、知り合いに加藤先生を紹介され、本を読み、勉強会にも参加することにしました。どうしようもない袋小路にはまって行き詰まりを感じていましたが、未来に感謝してみると、未来を信じることができるようになっていきました。私を取り巻く環境にも変化が表われ、私は結婚することができました。

これからも、いろいろな問題が起こるかもしれませんが、それでも自分を見失わず、解決して前に進んでいくことができそうです。ありがとうございます」

「私がなぜ、いつも同じパターンを繰り返し、深い悩みにはまってしまうのか、勉強会に参加して学んでみてはじめてわかりました。私は正義感が強いため、人のことを放っておくことができず、おせっかいをしすぎてしまっていたのです。その結果、余計なことをしたと非難される結果となり、心が折れて、体調も崩してきたのです。

今は、自分のことがよくわかるようになり、どうすればいいのかまでわかるようになったので、同じ過ちを繰り返さずにすむようになりました。自分のやりたいことも明確になり、今は悩みではなく、自分の夢の実現に時間もエネルギーも使うことができるようになりました」

さあ、次はあなたの番です。私の願いは、少しでも生きづらいと感じている方々が元気になるように応援しながら、1人でも多くの方に生きづらい自分を卒業していただくことです。この本では、そんな願いを込めながら、私が大切だと感じたことをお伝えしていきます。

生きづらさを卒業するためのキーワードは、3つあります。

「許すこと」「与えること」「感謝すること」

この3つだと、私は確信しています。

何を許せば、楽になるのか？

何を与えれば、幸せが返ってくるのか？

何に感謝すれば、幸せを引き寄せることができるのか？

などといったことを具体的にお伝えしていきます。

人生とは壮大な実験室です。あなたの人生が、生きづらい人生ではなく、幸せや充実感に満たされるために、ぜひ実験しながら本書を読み進めてみてください。

次のステージへの扉を開くことができるのは、あなたなのですから。

ストレス体質を卒業し「生きづらさ」を手放す法◎目次

2章 生きづらさを卒業するために、意味づけを変える

3章 生きづらさを卒業するために「認める力＝ストローク」を活用する

4章

生きづらさを卒業するために、「○○でなければならない」を手放す

5章 生きづらさを卒業するために心理ゲームから脱却する

6章
生きづらさを卒業するために、人生のシナリオを見直す

7章 生きづらさを卒業するために、自分の感情と上手につきあう

装丁・DTP／高橋明香

1章

なぜ、〝生きづらさ〟を感じるのか

あなたは、こんなときどう感じますか？

毎日毎瞬、あなたはさまざまな状況の中にいます。

この本を読んでいるときでさえ、満員電車の中にいるかもしれないし、カフェでお茶をしているかもしれないし、リビングのソファーに腰かけているかもしれないし、ベッドの中で横になって、本を読んでいるかもしれません。

そのような状況の中で、自分には気づいていないものもあります。たとえば、そのときどきに自分が考えていることや自分が今抱いている感情などは、ほとんどの方はいちいち気づいてはいないものです。

実はそれらが積もり積もって、生きづらさをつくり出しているのです。ここで、自分の心の声や感情に気づいていただくために、ここで3つの状況を用意しました。

たとえば、あなたは重要な集まりに参加するために急いでいます。出がけに電話が入ってしまったため、家を出る時間が遅くなってしまいました。あわてていたため、電車に乗るとき、うっかり間違えて行き先の違う電車に乗ってしまいました。電車は、すでに走り出してしまい、次の駅までは降りることができません。あなたは、大幅に時間に遅れています。そんなとき、あなたの心の声は、何と言っているでしょう？


「しまった！」

「どうしよう！」

「たいへんだ！」

「チクショウ」

「あの電話さえかかってこなければ」

「どうして、もっと余裕をもって出られなかったのか？」

「約束した相手に怒られる」

「　　　　　　　　」（あなたの心の声）

など、自分の心の中で声がしていると思います。自分の心の中で聞こえてきた声を確認してみましょう。

次に、その心の声を、もう一度じっくりと声に出してみます。そして、そのときどのような感情を持っているのかに注意を向けてみてください。

動揺、自己嫌悪、罪悪感、自己否定、後悔を感じている人もいれば、誰かへの怒りや、自分自身へイライラを感じている人もいるでしょう。

そうかと思えば、一瞬は動揺したものの、「仕方がない」とあきらめた人もいるかもしれません。

また、「何とかなる」と自分自身に言い聞かせて、冷静さを取り戻した方がいるかもしれません。

人それぞれ、心の声は異なります。心の声だけでなく、感じ方も、その後の対処の仕方も異なるのです。

2つめの場面を見ていきましょう。

親しい人にお金を20万円貸してほしいと頼まれました。あなたは、そんな大金は貸したくないものの、その人にお世話になっていて恩を感じているので、どうしても断りきれませんでした。「どうしても貸してほしい。絶対に返す」と言われたため、渋々お金を貸すことにしました。

ところが、1週間したら必ず返すと言われていたのに、お金が返せなくなってしまったという手紙が届きました。そのときのあなたの心の声は、何と言っているでしょうか？

「えー、それはないよ」

「どうしよう」

「困ったな」

「どうして、貸しちゃったんだろう」

「やっぱり、貸さなきゃよかった」

「絶対取り返してやる」

「チクショウ」

「　　　　　　」（あなたの心の声）

自分自身の心の声に、耳を傾けてみましょう。そして、聞こえてきた声を言葉にして言ってみましょう。そのときの感情を、自分の中で確認してみましょう。

後悔、怒り、嫌悪、絶望など、人それぞれ感じていることは違うと思います。

では、3つめの場面を見てみましょう。

あなたは飲み会の幹事を任されました。一所懸命店を探したり案内も作成して、出欠の確認をしたにもかかわらず、当日会場に先に行って待っていると、参加すると言っていた半数近くの人が来ませんでした。あなたは、携帯で連絡をとろうとしますが、連絡もとれません。そんなとき、あなたの心の声は、何と言っているでしょう。

「どうしよう」
「どうして、来ないんだよ」
「参加すると言ったのだから、連絡ぐらいするべきだ」
「どうやって支払おうかな」
「昨日、確認の連絡をしておくべきだった」
「私の連絡ミスかな」
「場所がわかりづらいのかな」

「何か起きたのか」

「自分が幹事だから来なかったのか」

「　　　　　　　　　　」（あなたの心の声）

あなたの心の声は、何と言っていますか？　そして、そのときあなたは、どのような感情を持っているでしょうか？

怒り、悲しみ、自己嫌悪、動揺、絶望など、人それぞれだと思います。

これら、3つのケースを比べてみてください。3つのケースでの、心の声や自分の感じ方には、共通点を見つけることはできないでしょうか？

私たちには、日々いろいろな状況がありますが、心の声や感情の感じ方には、人それぞれ傾向があります。たとえば、自分自身を責める傾向です。何があっても、「自分のせいだ」と思ってしまうという傾向の人です。

逆に、相手を責める傾向もあります。何があっても、相手のせいだと思う傾向の人です。

また、自分を責めたり相手を責めたりを行ったり来たりする傾向の人もいます。そうかと思うと、自分も人も責めることなく、また感情を害さずにいられる人もいるのです。

自分の感じ方のパターンに気がつくと、感じ方のパターンを変えることができるようになります。

生きづらさを感じる原因のひとつは、自分の感じ方のパターンに気がつくことができずに、そのパターンを何度も繰り返してしまうことです。

どんな場面でも、自分が悪いと思って、自分自身を責めてしまう傾向があれば、何があっても自己否定、自己嫌悪、罪悪感、劣等感、悲しみ、恥、後悔という感情を感じることになるため、苦しさを感じる時間も長くなります。

また、どんな場面でも、「私は悪くなく、相手が悪い」と相手を責める傾向があれば、何があったとしても、相手が加害者で自分は被害者として認識し、怒り、不当に扱われている悔しさ、イライラという感情を抱くことになるため、こちらも違った意味で生きづらいと感じることになります。

また、自分も悪いけれど相手も悪いと、どちらも悪いと思う傾向があれば、絶望感やあきらめを感じることになります。

生きづらさを卒業するためのひとつの方法としては、**心の声のオプションを持つこと**です。心の声を変えれば、考え方が変わります。心の声を変えれば、感じ方も変わります。今までは自動的に聞こえてきた心の声を、自分の意志で切り替える練習をするのです。どんな言葉に切り替えるかは、次の項でご紹介していきます。

どのような選択肢があるのか？

さまざまな状況で、自分にとって当たり前の反応は、自分以外の人にとっては当たり前ではありません。

では、自分の反応以外に、どのような選択肢があるのでしょうか。

まず、あわてていて電車に乗り間違えたときの状況で考えていきます。

心の声が、「どうしよう」と聞こえてきた人は、罪悪感や後悔や自己否定を感じているのかもしれません。心の声が、「チッ、なんだよ」と聞こえてきた人は、怒りを感じているのかもしれません。

今までの私だったら、間違いなく「どうしよう」と聞こえてきて罪悪感にどっぷりと浸り、先方に対する言い訳を考え続けながら、到着まで不快な感情を持ち続けていたことでしょう。

そのことに気づいた私は、心の声を切り替えながら、不快な感情を感じて過ごす時間をできるだけ短くすることにしました。

「今、私が罪悪感を抱いているのは、自分を責めているから。過ぎてしまったことは仕方がない。次からは、遅れないように早めに準備しよう。今回は、相手に失礼したことについての連絡を入れて、着いたときには遅れたことを心からお詫びしよう。そして、私は最善の行動をとり、到着までの時間は心配したり自分を責めるのはやめて、自分の時間として活用しよう」というように、心の声を切り替えるようにしました。

すると、私を苦しめていた罪悪感から解放され、電車に乗っている間は自分を責めることもなく、本を読むなど自分の時間として活用できるようになりました。

電車に乗り遅れたり、電車に間違えて乗ってしまうことがよくある私にとって、これだけの違いでも、大きな安心感をもたらしてくれています。

心の声には、大きく分けて4つの傾向があります。

1. 自分自身を責める

2. 自分以外の誰かを責める

3. 自分も責めるし相手も責める

4. 自分のことも相手のことも責めない

この4つです。

これは、目に見えない心のポジションが大きく影響しています。

心のポジションとは？

私たちはどんなときでも、目に見えない心の立ち位置が4つあります。心の立ち位

心のポジション

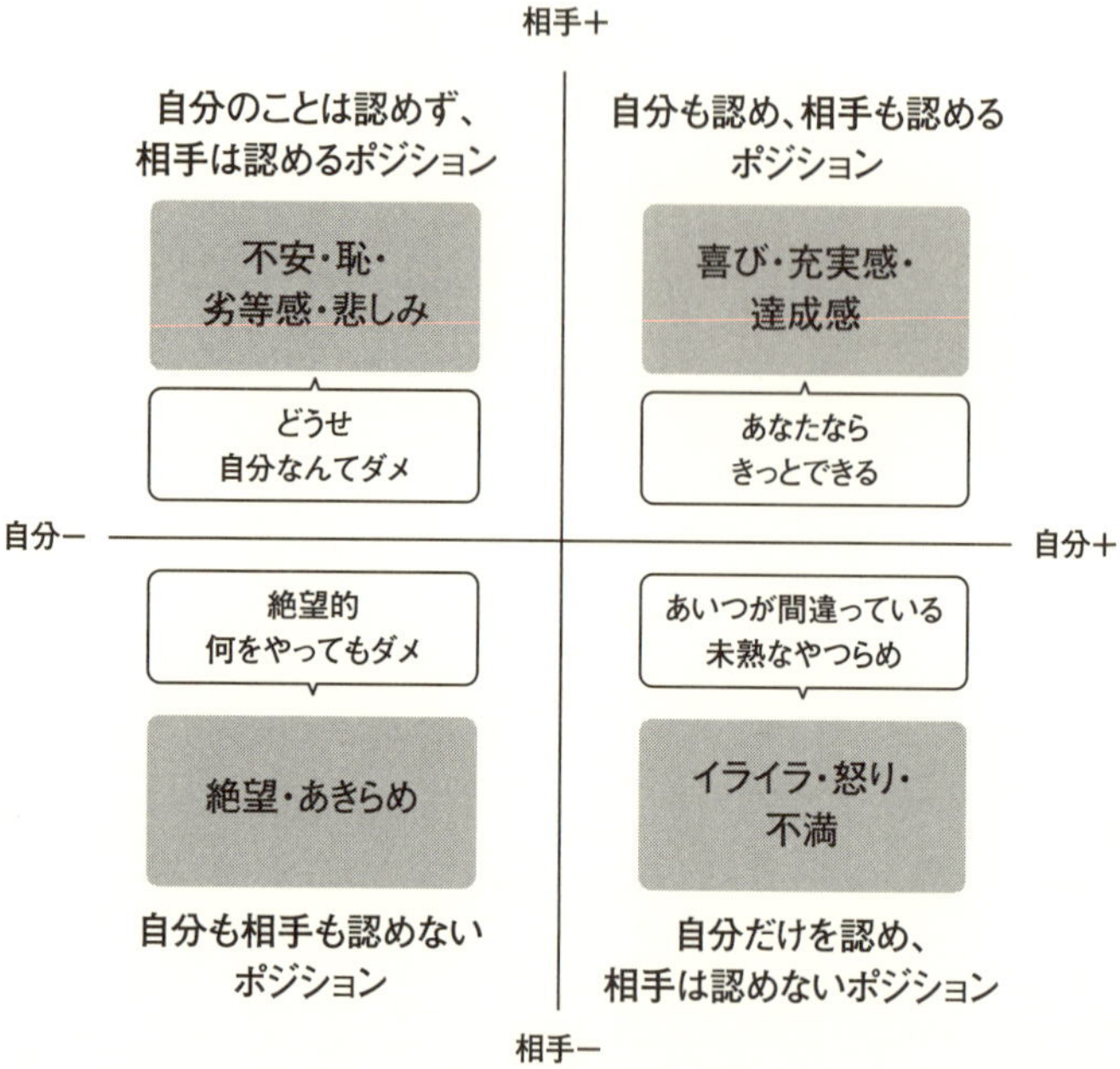
相手＋
自分のことは認めず、
相手は認めるポジション
不安・恥・
劣等感・悲しみ
どうせ
自分なんてダメ
自分も認め、相手も認める
ポジション
喜び・充実感・
達成感
あなたなら
きっとできる
自分−
自分＋
絶望的
何をやってもダメ
絶望・あきらめ
自分も相手も認めない
ポジション
あいつが間違っている
未熟なやつらめ
イライラ・怒り・
不満
自分だけを認め、
相手は認めないポジション
相手−

置は**「心のポジション」**と呼ばれています。

右図のように、横軸は自分に対してOKを出しているかどうか（認めているかどうか）です。右側は自分に対してOKを出している「＋」の状態ですが、左側は自分にはOKが出せない「－」の状態ということです。

縦軸は相手に対してOKを出しているかどうかです。上は、相手にOKを出していますが、下は相手に対してOKを出せないということです。

どのポジションにいるのかによって、感じ方も変わるのです。

心のポジションによる感じ方の違い

自分のことは認め、相手を認めないポジションにいるとき、「自分は正しくて相手が間違っている」とか「相手は未熟だ」というような言葉が出てきます。そして、このポジションにいるときの感情は、**イライラ**や**怒り**、**不満**となります。

相手のことは認められるのに、自分のことが認められないポジションにいるとき、「どうせ、私なんて何をやってもだめ」「いいところなんて、ひとつもない」「自信がない」「自分だけができない」というような言葉が出てきます。そして、このポジションにいるときの感情は、**劣等感**、**罪悪感**、**悲しみ**、**恥**、**心配**、**自己嫌悪**などです。

相手のことも認められないし、自分のことも認められないポジションにいるとき、「自分もダメだし、相手だってダメ。こんな環境全部がダメ」というような言葉が出てきます。このポジションにいるときに感じる感情は、**絶望感とあきらめ**です。

あなたはすばらしいし、私もすばらしいという、自分も相手も認めるポジションにいるとき、「あなたのおかげで」「ありがとう」「これをやってみよう」という言葉が出てきます。生産的な考えが浮かび、生産的な行動ができます。そして、このときに感じる感情は、**喜び**、**充実感**、**達成感**などです。

誰でも4つの心のポジションがあり、相手が変わったり、状況が変わると、心の立ち位置も自動的に切り替わっているのです。

心のポジションは状況によって変わる

そして、心のポジションは、人それぞれ行きやすいポジションがあります。

たとえば、親しい友人とランチをしているときには、自分にも相手にもＯＫを出せて、いい感じでいるかもしれません。

ランチの後、上司と一緒に営業に同行したとします。そのときあなたは、営業に必要な大切な書類を忘れてしまいました。そして、上司に嫌味を言われたとします。

「どうして、あんなに大切な書類を忘れることができるのか。あの書類がなかったから、無駄足になってしまった。先方にも不信感を持たれてしまったじゃないか……」

と言われたとします。

「そこまで言わなくてもいいのに……」と、心の声がして怒りを感じたとすると、あなたは相手を認めず、自分は認めるポジションにいることになります。

「しまった！　自分は、何というミスをしてしまったのだろう」と心の声がして自分を責めれば、自分自身を認めることができずに、相手を認めているポジションにいることになります。

「忘れた自分も悪いけれど、それをフォローせずに責める相手も悪いじゃないか」という心の声が聞こえたとすると、自分のことも相手のことも認められないポジションにいることになります。

心のポジションを切り替えて感じ方も変える

同じ状況で、自分も認め、相手も認めるポジションになったら、どのような心の声になるのかを考えてみることで、心の立ち位置も感情も切り替えることができます。

たとえば、

「今回は私のミスで、先方にも上司にも迷惑をかけてしまった。これをきっかけに、自分がミスをしないようにしよう。この穴を埋めるために、先方にも上司にも納得してもらえるように、今の自分には何ができるだろうか？」

「今回のミスから、自分は何を学び、成長するためにはどのようにこの出来事を活かしていくことができるのか？」

「今回の出来事をチャンスに変えるために、自分は何ができるのだろう？」

というように、心の声を意識的に切り替えることで、心のポジションと感情も切り替えることができるのです。

同じ状況でも、今までは自分の行きやすいポジションで自動的に反応して行動してきたかもしれませんが、ここで心のポジションを意識することで、自分の言動を選び直すことができるようになるのです。

心のポジションは、人によって行きやすいポジションがあることはお話ししました。自分のことよりもまわりの人を見渡せばわかりやすいのですが、怒りやすい人は、どのようなことがあっても相手のせいにして怒ってばかりいるし、自分がいけないと思い込みやすい人は、どのようなことがあっても、自分のせいだと思ってクヨクヨしてしまう傾向があります。

また、すぐにあきらめたりやめたくなる人もいるし、どんな状況にあっても、自分や相手を信じて前向きでいられる人もいます。

その違いは何からきているのかと言うと、自分では気づいていない心のポジションです。自分がどこのポジションに行きやすいのか、によって決まっているのです。

心のポジションの傾向は、だいたい3歳ぐらいまでに決まると言われていますが、自分がどのポジションに行きやすいのかという自分の傾向に気がつけば、自分の意志で切り替えていくことが可能になります。

生きづらさを卒業するポイントは、自分の行きやすい心のポジションに気がつくことです。そして、自分の意志で、心のポジションを「**自分も認め、相手も認めるポジション**」に切り替えることです。

さらに、心の声を意識的に切り替えながら、自分の反応やフィーリングも選ぶという客観的な視点を育てていきます。すると、感じ方も行動も自分の意志で切り替えることができるようになります。

心のポジションを切り替えるためには、自分を認める練習と、人を認める練習が必要です。その方法については、次章以降でお伝えしていきます。

この章のまとめ

・日々の状況の中で、自分では気がつかない心の声があり、その心の声が自分の感じ方や感情を決めている。

・心の声と感情の感じ方は、人それぞれ傾向がある。怒りを感じやすい人や自分のせいだと自分を責めてしまう人、また、その両方の人や絶望しやすい人もいる。

・心の声は、自分の意志で切り替えられる。心の声を意識的に切り替えれば、感じ方も感情も変えていくことができる。

・心の声を切り替えることで、自分の感じている感情も切り替えることができる。

・心の立ち位置には、４つのポジションがあり、どのポジションにいるかによって、心の声や感情も変わる。

・人それぞれ、どの心のポジションに行きやすいかという傾向があり、子どもの頃にその傾向が決まる。

・心のポジションは意識したときから、自分の意識で切り替えることができるようになる。心のポジションを自分の意志で切り替えれば、自分を責め続けて罪悪感を感じることはなくなり、相手を責めて怒りを感じ続けることもなくなる。また、自分や相手を責めて、あきらめを感じることもなくなる。自分も相手も認めながら、生産的な考え方や生産的な行動へと切り替えることができるようになる。

・生きづらさを卒業するポイントは、心のポジションを切り替えること。そのためには、自分を認める練習と相手を認める練習が効果的。

2章

生きづらさを卒業するために、意味づけを変える

何にフォーカスするのか？

「何にフォーカスするのかで、そのときに感じる感情は違う」（リチャード・ボルスタッド）

「何にフォーカスするのかで、たどり着く場所が違う」（鶴岡秀子）

私たちの意識がフォーカスを当てているものは、瞬間瞬間で違います。

たとえば、6人でランチをするためにカフェに入ったとしましょう。

ある人は、カフェの雰囲気や装飾、窓から見える景色などに意識が向いているかもしれません。

ある人は、カフェのメニューや自分が食べたいものに意識が向いているかもしれません。

またある人は、人からどう思われているのか、ということや人間関係、さらに座る位置に意識が向いているかもしれないし、ある人は職場であった最近の嫌なことに意識が向いているかもしれません。

さらにある人は、自分のパートナーや家族と喧嘩したことに意識が向いているかもしれないし、またある人は、自分の体調が悪いところに意識が向いているかもしれません。

たとえ同じ場所にいたとしても、心がフォーカスしているものは、人それぞれ違うのです。

何に意識がフォーカスしやすいのかは、人それぞれ傾向があります。大きく分けると、自分がうれしくなることにフォーカスするのか、自分が辛くなることにフォーカスするのか、その2つに分けられます。

苦手な人、嫌だった過去のこと、自分の身に起きたトラブルや問題、悩み、将来への不安などに意識が向けば、当然嫌な気持ちになります。

逆に、好きな人や一緒にいて楽しい人、楽しいこと、うれしかったこと、趣味、旅行、レジャー、未来への希望、夢などに意識が向けば、楽しい気持ちやうれしい気持ちになるでしょう。何に意識が向くかによって、気分や感情も大きく変わってきます。

もし、悲観的、否定的に物事を見る習慣がある人でも、フォーカスするものを変える練習をすれば、苦しさを少し手放すことができます。

短所は変えないとダメか？

自分の短所が気になるときに、あなたにできることは2つあります。

ひとつは、自分が短所だと思っていることを克服するように努力することです。「自分はのろまだ」ということが短所なら、頑張って素早く動けるように訓練するという方法です。この方法がうまくいくときがあります。実際、脳科学者である茂木健一郎さんの著書の中には、プロフェッショナルと言われている人の中には、その道に入る前は、自分の短所を克服しようとして取り組んだ結果、強化学習のシステムが働いて、プロになった方が多いということが書かれています。

たとえば、元々は吃音でうまく話せずに悩んでいた人が、話す練習をしていったところ、流暢に話ができるようになり、プロのアナウンサーになったとか、身体が弱くてはじめたスポーツで、金メダルを取ったといったエピソードが紹介されています。
私自身も、もともとメンタルが弱く、傷つきやすく、苦しい時間を何とかしたくて勉強をはじめて、気がついたら心の専門家になっていました。このように、短所だと思っていたことを克服していくことはできるのです。

またもうひとつの方法は、欠点を直すのではなく、意味づけを変えて長所として活かすというものです。

たとえば、私は子どもの頃から動作がゆっくりで、話すスピードもゆっくりだったため、親からもまわりの人たちからも「のろま」だと言われて、話し方を真似されて馬鹿にされてきました。また毎朝、「早くしなさい」と、親から何回も言われ続けて、素早く動くことを期待されながら大人になりました。頑張れば速く動けないこともないのですが、ずっと速く動き続けようとすると無理があるのです。

身体が疲れてしまうし、落ち着いて物事を考えながら動けなくなってしまうため、間違いやミスが多くなって、自分でありながら自分ではないような気分になってしまうのです。

そんなときに、短所を長所として活かすという考え方に出会いました。同じことを、マイナスの側面で見ると短所となり、自分にとって困ったものとなりますが、プラスの側面から意味づけをし直すと、長所として活用することができるようになるという考え方です。

私は、この考え方に出会って、希望を見つけることができました。のろまであることは、私の長所でもあるという考え方です。

この考えを知ってから、私のコンプレックスは長所として活かせるようになりました。話し方がゆっくりだから聞きやすいとか、癒されると言ってくださる方が出てきたのです。このことを講演会やワークショップで伝えると、私と同じように希望を見つけられる人がたくさんいることに気がつきました。

19歳のさっちゃんは、自分はのろまだし、人を待たせてしまうので人に迷惑をかけたり、ゆっくりだと馬鹿にされたことがきっかけで、自分に自信が持てず、自分の中身を「総取っ替え」しないとダメだと思っていたそうです。

そこで、私が主催するセミナーに参加し、自分の短所だと思っていることをグループのメンバーに「プラスのメガネゲーム」というワークでプラスに意味づけし、彼女に伝えてもらいました。彼女自身も、他のメンバーの短所を、〝プラスのメガネ〟を使ってプラスの意味づけをしてもらいました。

すると、彼女はゆっくりだけれども、誰よりも人を励ます言葉を持っていることに気がついていきました。その実習が終わったとき、彼女は言いました。「今まで自分の中身を『総取っ替え』しないと生きていけないと思ってここに来ましたが、今日、この実習をしてみて、私は私のままで生きていってもいいということに気がつきました」と。

これは、さっちゃんだけではありません。全国での講演会を聞いてくださった方々の感想には、彼女と同じことを書いてくださる方が後を絶たないのです。

私たちは、知らないうちに自分に対して〝負のレッテル〟を貼ってしまいがちです。そして、そのレッテルに長い間苦しむことになるのです。ところが、このプラスのメガネを理解し、プラスのメガネを使いはじめたときから、その苦しみから解放されることができるのです。

プラスのメガネゲーム

さっちゃんを勇気づけた「プラスのメガネゲーム」とは、心のメガネをつけ替えるゲームです。今までかけていたマイナスのメガネは、物事のマイナスの面を映し出していたかもしれませんが、今からつけていただくプラスのメガネは、物事のプラスの側面を映し出すメガネなのです。

プラスのメガネゲームのやり方を説明しますので、みなさんも実際にプラスのメガネを使って考えてみてください。

マイナスのメガネで見ると、自分にとってうれしくない出来事が、プラスのメガネで見ると、自分にとってうれしいものに見えてきます。

たとえば、マイナスのメガネで見ると、「のろま」に見えるものは、プラスのメガネで見ると、どのように見えるでしょうか？

自分のペースをしっかり持っている、慎重、丁寧、落ち着いている、じっくり考えてから行動に移す……など、答えはいくつでもあります。

自分のことを、「のろまである」と認識すると劣等感を持ち、自信が持てなくて、自分のことを好きになれなくなり、自分自身を受け入れられないかもしれませんが、自分のことを「自分のペースをしっかりと持っていて、慎重で、丁寧で、じっくり考えてから行動に移す」と認識すれば、自分のことを今よりも少しだけ好きになることができるかもしれません。

誰かに対しても、「この人はのろまだ」と認識したら、イライラするかもしれませんが、「この人は、慎重で丁寧で落ち着いている人だ」と認識すれば、少し印象が変わります。

次も例題を出しますので、一緒に考えてみてください。

マイナスのメガネで見ると「ケチ」と見えることは、プラスのメガネで見たら、どのように見えるでしょうか？

マイナスのメガネで見ると、「怒りっぽい」と見えることは、プラスのメガネで見るとどのように見えるでしょうか？

マイナスのメガネで見ると「ケチ」と見えることは、プラスのメガネで見たら、節約家、倹約家、堅実な人、計画性がある、物を大切にする人、エコな人、妻に最適……と見ることができます。答えは無限にあるのです。

マイナスのメガネで見ると「怒りっぽい」と見えることは、プラスのメガネで見たら、エネルギーが高い、情熱的、それだけ本気で向き合っている、自分に正直、正義感が強い、理想が高い……と見ることができます。

自分は長所のほうが多いと思うか、短所のほうが多いと思うかという質問をすると、圧倒的に短所が多いという人が多いのですが、**短所と長所は同じ数だけある**のです。

マイナスの側面から見れば、短所になります。同じことを、プラスの側面から見れば長所になります。そのことに気がついて、長所として活かせるようにエネルギーの使い方を工夫すればいいだけなのです。

苦手意識を克服する

プラスのメガネが活用できるのは、自分のことだけではありません。苦手だと思っている人の苦手だと思う性質に対しても、このプラスのメガネは活用できます。

たとえば、私は怒りっぽい人が苦手なので、そのままにしておけば怒りっぽい人は嫌いなままですが、この人は怒りっぽいけれど、正義感が強いんだな、エネルギーが高いんだな、理想が高いから怒りたくなってしまうんだな、と頭の中でプラスに変えると、苦手意識を和らげることができます。

あなただったら、どのような性質をプラスに変換すれば、苦手意識を弱めることができるでしょうか？　あなたが変換してみたい、苦手な性質を書き出してみましょう。

その性質をプラスのメガネで変換してみると、どのように変えることができますか?

私と一緒にやってみましょう。
マイナスのメガネで見ると、「細かいところにうるさい」と見えることは、プラスのメガネで見ると、どのように見えるでしょうか?

マイナスのメガネで見ると、「頑固」に見えるところは、プラスのメガネではどのように見えるでしょうか？

マイナスのメガネで見ると、「細かいところにうるさい」と見えることは、プラスのメガネで見ると、「細かいところまでリスク管理ができる能力がある」、「細かいところまで神経を張りめぐらせる能力がある」、「理想をしっかり持っている」、「私を成長させてくれる人、私を成功させてくれる人」と意味づけることもできます。

マイナスのメガネで見ると、「頑固」に見えるところは、プラスのメガネで見ると、「しっかりとした自分なりの考えやポリシーを持っている」「こだわりを持っている」「自分軸がぶれない人」「私の意志がどれだけ強いのかを試してくれる人」「世の中の声を代弁してくれる人」「私を強くしてくれる人」……と意味づけることができます。

マイナスの意味づけだけをしていると、苦手意識は変わらずに、関係性を悪化させ、問題やトラブルにつながりやすくなりますが、意味づけを変えながら苦手意識を柔らげていくと、試練を乗り越えた先に大きな喜びが待っています。

1章で、心のポジションが4つあることをお伝えしましたが、自分に対してOKが出しにくい人や自分自身を責めてしまう傾向がある方は、ぜひ自分の短所だと思い込んでいる部分や、自分に対して抱いているマイナスの側面をプラスのメガネで変換してみてください。

人に対してOKを出しにくい人やイライラしてしまう人は、相手に対して、ネガティブだと思っている性質をプラスのメガネで変換したり、イライラさせるような出来事に対しての意味づけを変換してみるようにしましょう。

自分にも相手にもＯＫが出せるようになると、不快な感情を持つ時間は短くなり、その代わりに生産的な思考と充実感、達成感、喜びの時間を手に入れることができるようになります。

人はすべてのことに意味づけしながら生きている

私たちは普段、自分では気づいていませんが、さまざまなことに意味づけをしています。たとえば、

・できないよりはできたほうがいい
・能力は高いほうがいい
・遅いよりは速いほうがいい
・醜いよりは美しいほうがいい
・性格は明るいほうがいい

・負けるよりは勝つほうがいい
・売れないよりは売れたほうがいい
・泣いたり怒っているよりも、笑っているほうがいい
などです。

でも、本当にそれは正しいのでしょうか？

字がうまく書けなくても、人の心を打つ文字を見たことはないでしょうか？
能力は高くなくても、好感の持てる人はいませんか？
速いと見えない景色も、ゆっくりだからこそ見える景色はありませんか？
性格が明るすぎて、一緒にいると疲れてしまう人はいませんか？
できないことがあるからこそ、人のありがたみがわかるのです。

私は18歳のとき、大学に入って能力の高い人たちの中に入り、すっかり自信を失ったことがあります。他のみんなと比べても、自分は能力は高くないし、人を引っ張っ

ていくリーダーシップもないし、そんなにきれいなわけでもなく、性格だって飛び抜けて人格者というわけでもない……そう思うと、だんだんみじめな気持ちになっていきました。

そんなときに、ある1冊の本に出会いました。宇野千代さんの著書『幸福は幸福を呼ぶ』（集英社）という本です。その中の一節に、こんなことが書かれていたのです。「年をとって目がだんだん見えなくなるということは、決して不幸なことではありません。年を重ねて崩れていく体形の変化に気づかなくてすみますし、増えていくしわも見なくてすみます」というような内容のことが書かれていました。

私は、目から鱗が落ちた気分でした。年をとって老いて、視力が衰えていくことは、私にとってはありがたくないことでした。それを、このような理由でありがたいことであると認識できること、認識している人がいること、そのように認識しながら幸せを感じている人がいるということが、私にとっては大きな発見であり、しかも驚きだったのです。

すべてに、「こちらのほうがいいに決まっている」という自分の思い込みがあり、その思い込みが苦しさをつくっているのだということを理解しました。

私は18歳まで新体操をしていたので、人に勝つことを強いられて生活してきました。ですから、人よりも上に行かなければ自分には価値がないと思い込み、その結果、苦しくなっていたのです。そのことに早い時点で気づかせてもらっただけでも、この本に出会えてよかったと心から思いました。

人には、それぞれ価値観というものがあります。その価値観は、人によって違うものです。どちらが正しいと比較をすれば、争いにもなるし、わかり合えなくなってしまいますが、どちらもその人にとっては正しいのだということがわかれば、争う必要はなくなります。

そして、自分がどんな価値観を持っているから、このことを不快に感じているのだということに気づくことができれば、自分の価値観を見直したり、一瞬だけ手放すことによって、不快な感情も手放していくことができます。

このことについては、4章と6章でも触れていきます。

あなたの苦しさを手放し、あなたに安らぎをもたらす価値観を選び直すことはできるのです。

出来事の意味づけを変えてみる

ここまで、人それぞれ意味づけをしながら生きていて、人によって意味づけが違うということを説明しました。自分の欠点や相手の苦手な部分をプラスのメガネで見ながら意味づけを変えてみると、欠点や苦手意識さえも変えることができることも紹介しました。ここでは、出来事についての意味づけを変えてみることをお伝えします。

たとえば、急いでいる際に自分の目の前で信号が赤に変わったとき、舌打ちと「なんで、こんなときに赤になるんだよ」心の声が聞こえてきたことはありませんか？

信号が赤になるとき、あなたに悪意があって赤になるわけではありません。時間が来たから赤に変わったか、押しボタン式のボタンを誰かが押したのか、感応式で他の車を感知したという理由で赤になったにすぎないのです。それでも、信号が赤になるとイライラしてしまう人がいます。

私が、この話をある勉強会でお話ししたら、こんな方がいました。「信号が赤に変わるたびに、世界が自分の行く手を阻んでいると感じてきた」と言うのです。これには、私も驚きました。

その方にはわからなくても、私たちはわかります。信号が赤になったとしても、それは世界があなたの行く手を阻んでいることにはならないということを。

また、こんな方もいました。「満員電車に乗って押されるということは、私は嫌われていて攻撃されているということですよね」と言ってきた方がいたのです。この人は、本当に嫌われているから押されたのでしょうか？　そうではありません。嫌われていようが嫌われていなかろうが、満員電車に乗れば誰でも押されるものです。

このように、私たちには人それぞれ思い込みがあって、思い込みが自分を苦しめている原因をつくっているときがあります。

これと同じように、次のことを考えてみてください。

メールの返信がなかなか来ないのは、どのような理由が考えられるでしょうか？


もしかしたら、相手はとても忙しいのかもしれません。

もしかしたら、相手やその家族が体調を崩していてたいへんなのかもしれません。

もしかしたら、ただ単に相手が忘れているだけなのかもしれません。

もしかしたら、出張や旅に出ていてメールに返信ができない状況にあるのかもしれません。

もしかしたら、相手にはメールに返信するという習慣がないのかもしれません。

あなたを嫌っているからメールが来ないわけではないと思えば、そんなに不快にならずにすみますが、メールの返事がなかなか来ないのは、自分の存在が軽んじられているからだと思うと、どっぷりと不快感に浸ることになってしまいます。

では、自分と話している相手がしかめっ面をしているのは、どのような理由が考えられるでしょうか？

あなたの話が受け入れられないとか、快く感じていないと受け取ることもできますが、別の理由でしかめっ面をしていることも考えられます。

もしかしたら、身体のどこかに痛いところがあるのかもしれません。

もしかしたら今朝、家族と喧嘩したことが気になっているのかもしれません。

もしかしたら、眉間にしわを寄せたほうがかっこいいと思い込んでいるのかもしれません。

このように、すべてを自分のせいだと考える必要もなければ、相手のせいにする必要もないのです。

ただし、どこまでが現実で、どこからが想像なのかを分けて考えることなのです。たとえば、メールの返信が○時間来ないところまでは現実で、それ以外はすべて想像（妄想）にすぎないのです。話をしながら顔をしかめているところまでが現実で、その後はこちらの想像です。このことに気がついて、想像のバリエーションをいくつか考えてみて、自分にとって苦しくならない想像を選べばいいわけです。

次の質問をしてみてください。

その考えは、事実に基づいていますか？
100％そうなると言いきれますか？
その考えは、問題解決に役立ちますか？
その考えは、長期的な目で見て、自分や相手にとって役立ちますか？
その考えや感情は、相手や自分との関係をよくするために役立ちますか？

その考えは、望ましい結果や気分をもたらしますか？

「モルツビーの5つの質問表」『サイモントン療法』（川畑　伸子／同文舘出版）を参照のうえ改変

６つの質問を自分自身に問いかけてみて、もしひとつでもＮＯがあるのであれば、あなたを苦しめているものに対して他かの意味づけができないかどうかを考えてみてください。そして、自分にとって、不快ではなく、いい気分でいられる想像を選び直してみてください。

苦しみが感謝に代わる瞬間

私たちのまわりには、ありがたいことばかりが起こるとは限りません。むしろ、ありがたくないことのほうが多いように思えるときもあります。

物事が失敗することもあれば、他人から誤解されるときもあります。

人から嫌われることもあれば、トラブルが発生するときもあります。失恋することもあれば、大切な誰かを失うときもあります。病気になることもあれば、けがをすることもあります。

そんな不幸なときでさえ、意味づけを変えることができるようになると、負の感情は感謝にさえ変わることもあります。この意味づけの変換を**「リフレーミング」**と言います。

私の人生に起きた、不幸だと思う出来事をリフレーミングしたときのエピソードをお話しします。

次男が生まれたとき、出生と同時に障がいの疑いがあることを宣告されました。生まれてすぐに、救急車で搬送できる病院を探しましたが、年末ということでドクターが不足していて、近くの病院はどこも受け入れを拒否してきました。20件近く断られ、やっと受け入れてくれた病院は、私が入院している病院から、2時間近くかかる病院でした。

生まれてすぐに赤ちゃんと引き離され、私の頭の中には、よからぬ想像や言葉が何度も浮かんでは私を苦しめ、そのイメージも考え方も頭から消し去ることができなくなりました。

どうして、私の子どもが1000人に1人の障がいを持つことになってしまったのか？

どうして、神様はこんなにもひどい仕打ちを私にするのか？

私が、何か悪いことをしたというのか？

障がいを持って生まれてきたら、もう幸せにはなれない……。

私の頭の中は、自分を責め、自分に起きた不幸を恨み、未来は真っ暗な絶望しか待っていないという感情でいっぱいでした。涙が止まらなくなり、電車で病院に向かうときも、赤ちゃんと対面するときも、歩いているときも、ご飯を食べているときも、眠っているときも泣き続け、21日間泣き続けたのです。

そして21日目に、息子が退院することが決まりました。いつまでも泣いていたら、せっかく生まれてきたわが子がかわいそうなので、私は何とか泣き止みたくて、この出来事の意味づけを変えてみようと思ったのです。

1000人に1人の割合で起きてしまうはずれくじは、1000人に1人にしか起こらない当たりくじだと考えてみました。ゆっくりとしか成長できないことは、かわいい時期を十分に楽しめることであると考え方を変えました。人と同じようにできないことも、できたときの喜びを人一倍感じられることでもあるし、人と同じではないからこそ、できることがあると考えました。

寿命の長さを心配していたことは、毎日生きている喜びを感じながら生きることができることだと思いました。人間はこのようなスピードで成長し、このくらいの長さを生きるという一般的なとらわれを手放して考えることの大切さに気がついたのです。

今では、毎朝目が覚めて子どもを見るだけでとても幸せな気持ちになります。生きていること、目覚めること、身体が動くこと、当たり前のように思えることが、当たり前でないことがわかったからこそ、幸せを感じるのです。

息子は今、いたずらざかりで目が離せません。私の髪をつかんでひっぱったり、お皿を投げたりして困るのですが、それでも私にはうれしいのです。息子につかむ力があること、息子にお皿を投げるバランスが備わっていることに感謝してしまうのです。なぜなら、生まれた瞬間に彼は、私の手を握り返す力すらなかったからです。

これまでは、私自身が生きていくことに執着していませんでしたが、この子が生まれてくれたおかげで、自分が生きていく意味が見つかりました。神様からの罰だと思っていたことは、神様からの祝福だったことに気づいたのです。

このときを境に、私はこの状況を不幸だとは思わなくなりました。むしろ、この子と生きていくことを許された、選ばれた人間であるとさえ思えるようになったのです。自分でも自分の変化に驚きました。

もし、私がこの意味づけを変えるリフレーミングという手法を知らなかったら、今でも不幸を嘆きながら生きていたと思います。

仕事でもプライベートでも、うまくいっていないように思える出来事は山のように起こりますが、その出来事に対してどのように意味づけをしているから苦しくなるのかに気がついて、どのような意味づけが他にできるのかを考えてみると、苦しさを手放すことができるようになります。

「人生には、必要なことしか起こらない」という教えがあります。

必要なことしか起こらないのだとすると、自分にとってどのような価値や学びに変えられるのかを考えて、未来への糧にしたほうがいいと思いませんか？

この章のまとめ

・人それぞれ、同じ場所にいても意識が何に向いているのかが違う。うれしいことにフォーカスしていれば、うれしい気持ちになり、トラブルや問題にフォーカスすれば、嫌な気持ちになる。

・人は、知らず知らずのうちに意味づけをしていて、プラスに意味づけするか、マイナスに意味づけするかによって、感じ方や気分は大きく変わる。

・プラスのメガネで見てみるとどう見えるのか、どんなプラスの側面を見つけられるのかというように、今までマイナスの意味づけしてきたことでも、プラスの意味づけを見つけることができる。

・出来事に対して、意味づけを変えることができるようになると、不幸だと思える出来事でさえ、自分にとって幸せな出来事だと切り替えられる可能性がある。

3章

生きづらさを卒業するために「認める力＝ストローク」を活用する

「自分を認める」「相手を認める」

ここまで、自分を認める練習と人を認める練習をすることが、心のポジションを切り替えることにつながり、生きづらさを解消するために役立つことを1章でお話ししました。

自分を認めることができるようになると、生きづらさを少し手放すことができるようになっていきます。そして、さらに相手を認めることができるようになると、さらに生きづらさが軽くなり、快適に生きることさえできるようになっていきます。

ここでは、自分や相手を認めることとは、具体的にはどうすればいいのか？　自分や相手を認めることで、何が変わるのか？　ということをお話しします。

「自分や相手を認める働きかけ」のことを、心理学の用語では「**ストローク**」と呼びます。

ストロークには種類があって、スキンシップなど肌の触れ合いがあるものは「肉体的ストローク」と言います。子どもを大切に育てるときに抱っこをしたり、抱きしめたり、おんぶしたり、手をつないだりすることで、子どもは自分が大切にされ、愛されていることを肌で感じます。

大人になると、スキンシップの量は減りますが、マッサージや肩もみ、けがの治療などのスキンシップは、大人になってからもしています。相手のことを大切に思う触れ合いが、ストロークなのです。

触れ合いが伴わなくても、相手のことを思いやることはできます。それを「心理的ストローク」と呼びます。見守る、声をかける、名前を覚える、話に耳を傾けて聴く、共感する、一緒になって喜ぶ、「すごいですね」と認めてもらうと、うれしくなります。これらが、「心理的ストローク」と呼ばれるものです。

相手のことを思いやるがゆえに、注意をする、相手の安全を守るために行動を制限したり叱ることもあります。受け取ったほうはうれしくはないかもしれませんが、これも相手を認めているからこそ行なう働きかけなので、「マイナスのストローク」と呼びます。

ストロークは、バランスが大切です。うれしい「プラスのストローク」で信頼関係を築いているからこそ、うれしくない「マイナスのストローク」でも、それなりの効果があるのです。

生きづらさを感じている人は、自分に対しても他人に対しても、ストロークが足りていないのかもしれません。ストロークは、いわば心の栄養です。ですから、ストロークという心の栄養となるものについて理解して、自分自身のために活用していけば、生きづらさを手放すことができるのです。

活用するためにはストロークの特性を理解すると、さらに効果が上がるので、次項から詳しくお伝えしていきましょう。

与えた分だけ、返ってくる

まず、ストロークという働きかけの特性のひとつに、循環するという法則があります。これは、与えれば与えるほど、めぐりめぐって自分にも返ってくるという性質です。

相手を認め、その人が喜ぶことをすると、たとえその人からは返ってこなかったとしても、めぐりめぐって自分が発信したものと同じ量のストロークが自分に返ってくるということなのです。

感謝をすれば、誰かから感謝され、笑顔で接すれば、笑顔で接せられ、相手を勇気づける言葉がけをすれば、自分にも勇気づける言葉をかけてくれる人がいるということです。

この特性を知った私は、あるとき実験して本当に循環しているのかどうかをたしかめてみようと思いました。その日から、なるべく自分に関わる人への感謝を見つけて、「いつも、ありがとうございます」と、言葉で伝えるようにしたのです。

それまでは、とくに感謝することを見つけてまで、わざわざ感謝を伝えることはなかったのですが、いざ実践してみると、自分を取り巻く状況が少しずつ変わっていくのがわかりました。

私たちは、感謝されるとうれしいので、感謝してくれる人に対しては優しく接してくれるということがわかりました。その結果、人と敵対することがなくなりました。

また、敵対をしないので、悔しくなるような関係になることもなくなりました。感謝したり、相手のすばらしいところを認めていくと、人間関係がどんどん変わっていくことがわかりました。

また、自分の心の状態も変化していきました。感謝しながら不満を感じることはできないし、感謝しながら人を恨むこともできないのです。感謝をする時間が長くなれば、恐れや不満や怒りなどのマイナスの感情を持つ時間は激減することになります。そのおかげで、私の感情は穏やかなものになっていきました。

そして、気がつくと、他の人からたくさん「ありがとう」という言葉が返ってきている状況に変化していたのです。この状態で、生きづらさを感じることはできなくなっていました。ストロークの概念「自分を認める」「人を認める」ことの大切さを知ることができたことに、今では心から感謝しています。ぜひ、みなさんも試してみて、ご自分でたしかめていただきたいと思います。

プラスを入れれば、マイナスが出ていく

ストロークのもうひとつの特性は、「ストローク貯蓄のメカニズム」と呼ばれるものです。

心の中には、いいことが起こればプラスの感情が増えます。逆に、嫌なことが起これば、マイナスの感情がひとつ増えます。

よいことが続いているときは、心にどんどんプラスの感情が蓄積されるため、うれしくなっていくし、悪いことが続けて起きると、心がモヤモヤしたり、落ち込んだり、悲しくなったり、悲観的になったり、否定的になったり、イライラするなど、嫌な気分になっていきます。

ストローク貯蓄のメカニズムとは、プラスがひとつ入ると、マイナスがひとつ出ていき、マイナスがひとつ入ると、プラスがひとつ出ていくというものです。

ですから、心の中がマイナスに偏っているときは、ストロークを活用しながらプラスをどんどん入れていくことによって、心はプラスでいっぱいになり、元気を取り戻すことができるということなのです。

自分の心の中にプラスを入れることで、2つのことができます。

ひとつは、自分で自分にストロークを与えることです。「こんな状況の中で頑張っている自分はすごい」と、自分で自分をほめたり、自分へのご褒美としておいしいものを食べたり、マッサージを受けたり、一緒にいると元気になる人に会いに行くことで、自分の心の中にプラスを入れていくのです。

もうひとつは、ストロークは循環し、誰かに与えれば与えるほど自分に返ってくるのですから、どんどんストロークを他人に与えていけばいいのです。すると、めぐりめぐって、人からたくさんのストロークを受け取ることができるというわけです。

心を元気にしたいと思ったら、自分を大切にし、人を大切にすればいいのです

普段から、これらを習慣にしていけば、心の状態は常に満たされて、穏やかでいい気分でいることができるようになります。

見返りは求めない

ストロークには深さがあります。軽いものから、心の底から感動する深いものまであるのです。

自分は、どんな言葉を誰に言われたらうれしいのか？

自分は、どんなことをしてもらったらうれしいのか？

自分が求めていることをもらうことができたとき、自分が求めていることをしてもらえたとき、心の底から感動して、涙が出るほどうれしくなります。

どんな言葉がうれしいのか、どんなことを求めているのかは人それぞれ違うものです。その人が一番求めているストロークを、**「ターゲットストローク」**と呼んでいます。

まずは、目の前にいる人の求めている言葉は何かを考えて、その言葉を相手に伝えていくと、ストロークの腕前がどんどん上がっていって、相手が求めている深いターゲットストロークを交換し合うことができるようになります。

しかし、ターゲットストロークは知っているだけでは使えないので、できるところから実践していきましょう。

目をあわせてニコッと笑う、名前を呼ぶ、お礼を伝える、挨拶をする、感謝する、ちょっと気を遣って相手の望んでいることをしてみる、笑顔で人と接するなど、できることは探せばいろいろあるものです。

ただ、ひとつだけ注意していただきたいことは、**「見返りを求めずにストロークをする」**ということです。見返りを求めたストロークは、相手にとって心の負担となるため、その人からは見返りを求めないでください。「こんなにしてやってるのに」と思うと、こちらにも不満がたまります。〝自分が気分がよくなるからする〟ぐらいの気持ちではじめてみてください。

心の栄養失調を招く5つの思い込み

せっかく、人からほめてもらったり認めてもらったりしても、それをプラスのストロークとして心の栄養にできない人がいます。そのような方は、常に心の中がマイナスに偏っているため、自信を持ちたくても持てなかったり、心が満たされず、心がトゲトゲしたりして、いい気分からはほど遠い状態になっています。

どのような人が、心の中にプラスのストロークが入らないのか？

どうすれば、そのような人でも心をプラスのストロークで満たし、心の栄養にできるのか？

それは、「ストローク経済の法則」から理解することができます。

「ストローク経済の法則」とは、「富む人はますます富み、貧しい人はますます貧しくなる」という経済の法則と、ストロークの法則には共通点があることから、そのように呼ばれています。

具体的にどのようなことかと言うと、5つの思い込みが、ストロークを遠ざけて、心の栄養失調状態を招いてしまうということなのです。

5つの思い込みのうち、自分が思い込んでいることは何かに気がついて、切り替えていくと、ストロークが自分のまわりを循環しはじめて増えていくので、自分の心も元気になって、人間関係も驚くほど改善していきます。そして、経済の法則という名前の通り、お金さえも引き寄せることにもつながっていきます。

それでは、どのような思い込みがストロークを遠ざけてしまうのかを見ていきましょう。自分自身に該当するものがないかどうか、をチェックしながら読んでみてください。

①人を認めたりしてはならないという思い込み
②人からのほめ言葉を受け取ってはならないという思い込み
③ほしくない言葉でも受け取らなくてはいけないという思い込み
④ほしい言葉があっても、要求してはならないという思い込み
⑤自分で自分をほめたり認めてはならないという思い込み

いかがでしたか？　あなたに当てはまる思い込みはなかったでしょうか？
ストロークを遠ざける5つの思い込みについて、それぞれ詳しく見ていきましょう。

①人を認めたりしてはならないという思い込み

人を認めたりほめたりすると、自分がみじめな気持ちになると思っていたり、こんなことはほめるに値しないことだと思っていたり、ほめるとつけ上がって、それ以上は伸びなくなってしまうと思っていたり、自分が相手を認めたりほめたりするなんて、

とても恐れ多くてできないと思っているときには、なかなか人のことを認めることができなくなります。

すると、自分がストロークを発信しないため、その人のまわりにはストロークが集まらなくなって不足し、自分にもストロークが返ってこない状態になります。

つまり、自分からも人からも認められない状態を、自らがつくり出してしまうのです。すると、心の栄養が枯渇してしまうため、生きづらさを感じる状況をつくり出していくことになります。

ですから、自分のためにも相手のためにも、どんどんまわりの人たちを積極的に認めて、ストロークを発信していくことが大切なのです。

②人からのほめ言葉を受け取ってはならないという思い込み

人からのほめ言葉を鵜呑みにして受け取ると、自分はそれ以上成長しなくなると思ったり、人からほめられたことを受け取ると、のぼせ上がっていると思われ、人から嫌われてしまうと思ったり、自分自身を「そんなほめ言葉をもらえるようなすばらしい存在ではない」と思い込んでいると、せっかく人からほめてもらったり認められたときでも、「いえいえ、私はそんなことを言ってもらえるようなすばらしいものではありません」「いえいえ、まだまだです」というように、謙遜して受け取れなくなってしまいます。

日本には、謙遜の美徳という考え方があり、謙遜して受け取らないほうが相手に受け入れてもらえると思い込んでいる人がいます。

せっかくの、認めてもらったほめ言葉を受け取らずにいると、プラスのストロークとして心の栄養にはならないため、心の栄養状態が悪化し、心は満たされないままになります。

私自身も、小さいときから母の教えが、「ほめられたからといって、うぬぼれてはいけない」というものだったこともあり、知らず知らずのうちに、ほめ言葉を受け取らずに生きていました。その結果、いつも心の栄養は枯渇状態でした。

人のことばかりが羨ましく思えたり、マイナスの感情でモヤモヤしたり、満たされない感じ、心が重たい感じがいつもしていました。

自信を持ちたくても、持つことができないし、人がほめられたり認められたりすると悔しくなって、心はいつもトゲトゲしていました。

ほめ言葉をいただいたときには、「いえいえ、そんな」と言うよりも、「ありがとうございます。うれしいです」と言って受け取ってもらうほうが、ほめてくれた相手もうれしいということを知りました。そして、次からは受け取ろうと決心しました。いざほめられると、今までの習慣で「いえいえ、そんな」と言いたくなるのですが、そこをぐっと我慢して「ありがとうございます」と受け取るようにしていったのです。

すると、心の中にほめ言葉が栄養として入るようになり、心が潤っていきました。すると、少しずつ心に余裕が出てきて、心の状態も穏やかになっていくのがわかりました。このことを知らずにいたら、今でも私の心はトゲトゲし続けていたかもしれません。

もし、あなたが今までほめ言葉を受け取らないできたのなら、ぜひこの瞬間から、受け取るようにしてみてください。小さな積み重ねが、心の潤いと喜びという大きな違いをつくり出していきます。

③ほしくない言葉でも受け取らなくてはならないという思い込み

ほめ言葉のように思える言葉も、もらってうれしいものだけとは限りません。ときには、そのまま受け取ってしまうと、心が苦しくなるものもあります。

私が大学生のとき、なりたいと思っていなかった、クラブ活動での部長というリーダー役を引き受けてしまいました。断ろうとすると、「あなたのためだから」「これを乗り越えたら成長できるから」と言われたため、自分を認めてくださったからこそのお役目だから、苦しくても頑張ろうと思って引き受けたのです。

その後、私は自分で自分を追い詰めてしまうようになり、数ヶ月で立ち上がることもできないほどの心の病気になってしまいました。もし、あのときうまく断ることができていたなら、私は心の病気にならなくてすんだのではないかと思います。

そんなふうに、ときには受け取らないほうがいい言葉もあります。

精神科医の越智啓子さんという先生の講演会に参加したときに、ある面白い体験をしました。越智さんが、「さあ、受け取りたくない言葉が来ました。鍋蓋の用意はいいですか?」と聞くのです。私は何のことかわからず、もしかしてこの講演会は鍋蓋持参の講演会だったのかと思って、まわりをキョロキョロ見まわしました。すると、参加者は鍋蓋を持ったつもりで、鍋蓋を盾にして受け取りたくない言葉をブロックしてはねのけるジェスチャーをしたのです。私は、「そういうことだったのか」と納得して、同じように鍋蓋を盾にして構えました。

次に越智先生は、「さあ、うれしい言葉が来ました。みなさん、受け取る準備はいいですか?」と聞きました。すると、会場にいる参加者たちはいっせいに両手を広げて、言葉を受け取りながら納得するジェスチャーをしたのです。私も真似をして、同じようにやってみました。

私たちは、日々受け取りたくない言葉を受け取ったり、受け取りたい言葉を逃してしまっています。越智啓子さんのジェスチャーは、そんな言葉から心を守ったり、心を元気にするための方法を教えてくれるものだったのです。

ストロークに限らず、受け取ると苦しくなる言葉は、受け取らなくてもいいのです。

④ほしい言葉があっても要求してはならないという思い込み

人はそれぞれ、ここをほめてほしいとか、この部分を認めてほしいというものがあります。ところが、自分から要求しなければ認めてもらえないのでは価値がないとか、相手には言わなくても気づいてほしいとか、言ってもらいたいけれど、お願いしているようで格好が悪いと思い込んで、なかなか言葉にして「ここをほめてほしい」とは言いづらいものです。

けれども、あなたが思っているほど、あなたが望んでいることや言葉は相手には伝わっていません。たとえば、あなたの身近な人に、今あなたが何をほしいと思っているのかを当ててもらおうとしても、なかなか当たらないものなのです。

私が、この内容を研修で説明するときには、2人組になってこのような実験をしてもらっています。1人が肩を揉む人、もう1人は肩を揉まれる人になって肩揉みをしてもらうのです。最初の30秒の肩揉みは、揉む人も揉まれる人も無言で行ないます。

後の30秒は、揉まれる人は「このあたりを、こんなふうに揉んでほしい」と要求しながら揉んでもらうのです。そして、この2回の体験が、どのようなものであったのかをお互いに話し合ってもらいます。

話し合いの中で必ず出てくることは、「無言だと、ここでいいのか、強さはこれぐらいでいいのかわからないから揉みにくかったけれど、要求されると、どこをどんなふうに揉めばいいのかわかるのでやりやすいし、満足してもらえるのでうれしい」ということです。

肩揉みと同じことが、ストロークにも言えます。要求してもらったほうが、発信するほうにとってもわかりやすくてストロークを発信しやすいのです。

もちろん、ストロークの受発信には人それぞれ癖があり、要求してもくれない人もいます。それは考慮したほうがいいことではありますが、言ってほしい言葉があったら要求してもいいのです。

⑤自分で自分をほめたり認めたりしてはならないという思い込み

あなたは毎日、自分のことをどれぐらいほめたり認めたりしていますか？

ストロークは、人からもらうだけがストロークではありません。自分で自分をねぎらったり認めたり、自画自賛することも大切なことなのです。

しかもストロークは、1回もらったからそれでいいというわけではありません。食事や睡眠と同じように、毎日補給することが必要なのです。

人からほめてもらうことだけをあてにしてしまうと、いつほめてもらえるかわからないため、ストロークが不足してしまいます。すると、心の状態もいい気分を保つことはできません。

ですから、まずは自分自身を認める習慣を持つことが大切です。

頑張った自分に、「今日はよく頑張ったぞ。偉い」と言ってもいいのです。

また、何かを成し遂げたときには、自分にご褒美をあげてもいいのです。

何かがうまくできたときには、「すごい。私って天才かも」と自分を讃えてもいいのです。

鏡に映っている自分自身の姿に、「いいね！　今日はばっちりきまってるよ」「私、今日いけてるかも」「今日はちょっとかわいいかも」と自分をほめてもいいのです。

そんな小さな積み重ねが、自分の心の栄養となって心を潤し、ゆとりや余裕を生み出していきます。

もうひとつ重要なことは、自分自身を認める習慣を持つことによって、セルフイメージがどんどんよくなっていくということです。

セルフイメージとは、「自分とはこういう人間である」というように、自分自身をどのようにとらえているのかという自己概念のことです。セルフイメージが低いと、「自分は、こんなことも満足にできないダメな人間だ」「あの人はあんなにすごいのに、それに比べて自分はダメだ」というように、みじめな気持ちや嫉妬心、劣等感、不安感を強め、生きづらさを生み出していきます。

そのような人は、順番を逆に考えているのです。つまり、「人から認められさえすれば、自分にも自信がつくのに」というように考えています。ところが、これは順番が逆なのです。

セルフイメージが高い人は、どんどんすばらしい成果を収めることができて、その結果、人から認められることが多くなりますが、セルフイメージが低い人は、なかなか思うような結果も出せないし、人からも認められないという現状をつくり出しています。

ですから、まずは自分で自分自身を認めながら、セルフイメージを上げていくことによって、人からも認められるような結果をつくり出せる自分になることが大切なのです。

自分で自分をほめたり認めてもいい

以上、5つの思い込みをチェックしてみて、いかがでしたか?

もし、ひとつでも思い込んでいたものがあったなら、自分の心の状態を良好に立て直すためにも、思い込みを手放してください。これらの思い込みを手放すことができると、心に余裕が生まれて、いい気分でいられる時間が長くなります。

自信もついてきて、人にも優しくなれます。

人間関係も、よい方向に変化していきます。

あなたを応援してくれる人が増えていきます。

あなたがいるところが幸せの発信場所となり、まわりの人も元気になっていきます。

あなたの存在価値が高まり、あなたのまわりには、愛と感謝があふれるようになります。

ぜひ、ご自身で試してたしかめてみてください。

「認める力」の活用法

ストロークを理解すると、なぜ、自分が今まで生きづらさを感じてきたのかが少しずつわかりはじめます。そして、どうすれば〝生きづらい自分〟を卒業することができるのかもわかってきます。

ここでは、さらに効果的にストローク＝認める力を活用するための重要なポイントをご紹介していきます。

ポイント① 平等に活用する

あなたのまわりには、仲間や同僚、家族など数名の人的グループがあります。もし、そのグループ内で認められるチャンス（ストローク）が偏ったとしたら、どのようなことが起こるでしょうか？

たとえば、自分も含めて数名が同じグループにいたとします。そのグループの1人だけがいつもほめられたり、プレゼントを贈られて、他の人はまったく認められず、何ももらえない状況が続くとどうなるでしょうか？

そのグループ内で、「あの人ばっかりいいな」という嫉妬心が芽生えはじめるのではないでしょうか。

最初は小さな嫉妬心であっても、しだいに大きくなっていって、その人間関係にヒビが入ることになります。

ストロークでも同じことが言えますから、平等に活用することが大切なのです。

ストロークの受発信には人それぞれ癖があるため、ストロークをもらいやすい人とストロークをもらいにくい人が出てきます。ですから、絶えず嫉妬ややっかみが生まれて人間関係を阻害していくのです。

普段はストロークをもらいにくい人、つまりあまり認められることが少ない人ほど、ねぎらったり感謝しながらストロークを手渡すことが大切なのです。

いつもは脚光を浴びることのない縁の下の力持ちにこそ感謝し、なかなか成果が出せない人にこそ、その頑張りを認めたりねぎらいの言葉をかけて、人がほめないようなところを、あえてほめるようにすることで、ストロークの効果はますます輝きを増していきます。

「人は誰も生まれたときは、王子様お姫様として生まれてくる。
しかし、魔法使いに出会って、カエルの姿に変えられてしまう。
本物のストロークに出会ったときに魔法が解けて、
本物の姿である、王子様やお姫様に戻ることができる」

この言葉は、ストロークという概念を見つけ出した精神科医エリック・バーンの言葉です。

この言葉の意味は、人は誰でも生まれたときにはすばらしい可能性を持って生まれてくる。けれども、成長する過程で、「自分は○○のような存在だ」と信じ込まされてしまい、自分の持っている可能性を十分に発揮できなくなってしまう。

しかし、本物のストロークに出会うことができると、自分の信じた思い込みから解放され、もう一度、本来のすばらしい自分に戻ることができるという意味です。

私たちは誰でも、あなたのまわりの人も、すべての人は本来、すばらしい潜在力を持っているのですが、エリック・バーンの言葉にあるように、「自分はカエルなのだから、そんな力は自分にはないのだ」と思い込まされているため、その力を発揮することができずにいるのです。

けれどもこれからは、ストロークを学んだ私たちはこれから、ストロークというすばらしい道具を自ら活用することによって、自分が知らず知らずのうちに信じてしまっていた思い込みを解くこともできるし、誰かにストロークを使って、本来の輝きを取り戻していくこともできるのです。

ストロークという道具を使って、自分自身やまわりの人たちを認めはじめると、今までの自分では信じられないような能力を発揮することが可能になります。

私自身も、ストロークを学ぶことができたおかげで、自分やまわりの人たちにストロークを活用することができるようになり、驚くほどまわりの世界が変わりはじめ、夢が実現できるようになったのです。

ポイント② ストロークのバリエーションを増やす

ストロークには、さまざまなバリエーションがあります。

「きれいですね」
「かっこいいですね」
「笑顔が素敵ですね」
「メガネがとてもお似合いですね」

というように外見をほめることもできれば、

「センスがいいですね」

「○○の能力がすばらしいですね」

「発想力がすばらしいですね」

というように、能力をほめることもできます。

「さすがは○○さん、することが速いですね」

「○○さんに任せると、仕事が丁寧ですね」

「○○さんが入れてくれるお茶はおいしいですね」

というように、行動を認めることもできます。

「優しいですね」

「明るいですね」

「元気ですね」

というように、性格や性質をほめることもできます。

このように、バリエーションは豊富にあるにもかかわらず、受け取るストロークも、発信するストロークも偏ってしまうときがあります。

たとえば、「きれいですね」と外見ばかりをほめられる人もいれば、「すごい（能力）ですね」と、能力ばかりをほめられる人もいます。

ストロークが偏り続けると、その方向で自己実現していきたいというモチベーションにつながり、将来の夢につながることもありますが、その一方で、「それ以外のところはほめてもらえない」という、みじめな気持ちを引き起こしてしまうこともあるのです。

以前、私のところに相談にいらっしゃった中学生の方は、学校に行くことができなくなってから1年がたとうとしていました。彼女は、誰かにいじめられたわけではなく、とくに嫌な出来事があったわけでもなく、あるときから学校に行くのが辛くなったことを話してくれました。

話を聞いていると、「自分には何もいいところがないことが辛い」と言いました。そして、小学校のときにあった、あるエピソードを話してくれたのです。彼女が小学生のとき、クラスの活動でお友達のよいところを書き合う実習をしたのですが、彼女は「明るい」という内容しか書いてもらえなかったそうです。

自分には「明るい」というところ以外、何もいいところがないと思ったら、そのことにとても傷ついて辛くなったというのです。「私は美しくないから、外見は誰もほめてくれない。いいところがないから、当たり障りのない言葉しかもらえない」と嘆いていました。

本当に、彼女にはいいところが他になかったのでしょうか？　そんなことはありません。彼女は能力も高く、成績はすばらしいものでした。英語が得意でミュージカルが好きで、スタイルだって抜群なのです。

ただ、彼女は本物のストロークに出会っていなかっただけなのです。

「人と比べて、私は美しいほうではない。まあまあ勉強はできるけれど、私よりも勉強ができる人なんて、世の中にはいくらでもいる。だから、自分のことをすごいとも思えないし、好きになることはできない。こんな自分なんか、生まれてこなければよかった……」

ここに、落とし穴がひとつあります。それは、「人と自分を比べてしまう」ということです。人と比べてしまうと、多くの場合はみじめな気持ちになります。

私たちは、人と比べられながら成長してきました。どちらのほうができがいいとか、優秀なのは誰かというように成績を比べられたり、どちらがまじめなのか、誠実かなどと性格を比べられたり、どちらが早いのか強いのかなど、ありとあらゆる面で比べられながら成長してきたため、知らず知らずのうちに人と比べながら、自分を評価する習慣がついてしまうのです。

しかし、人と比べるときりがないため、みじめな気持ちにはなっても、幸せな気持ちになることはなかなかありません。

私自身も、自分では気づかないところでいつも人と自分を比べては、みじめな気持ちになっていました。「学生時代の同級生たちは、活躍したり脚光を浴びたりしているのに、それに比べて私の人生は……」と考えては、みじめな気持ちになって苦しくなっていた時期がありました。

そんなとき、ある個展に出かけたら、作品の中に書かれていたある言葉に出会いました。

「上を見れば、きりがない
下を見れば、底がない
横を見れば、情けない」

池田耕治さんという作家の言葉でした。

この言葉に、ハッとさせられたのです。私は、人と自分を比較しながらみじめな気持ちになり、自分から苦しくなっていたことに気づいたのです。

人と比べているうちは幸せにはなれないことに気づいた私は、人と自分を比べることをやめようと決心しました。はじめのうちは習慣になっていたので、気づけば人と比べる自分がいましたが、気づいた瞬間に比べることをやめてきたのです。

比べるなら、人ではなく過去の自分と比べよう。比べる代わりに、ありのままの自分を認めていこう。意識的に切り替えていくと、少しずつ苦しさが軽減していくのがわかりました。

さて、学校に行けなかった彼女の話に戻します。彼女の苦しみが伝わってきたので、彼女は自分の悲しみを癒すと同時に、悲しみを乗り越えるための心の勉強をしてもらうことにしました。

心の仕組みを理解したり、自分自身を認めていく練習をしていったのです。そして、どんな未来を望んでいるのかを探したり、自分が美しく見えるための色やスタイルを専門家に診断してもらうなどしました。彼女は、しだいに元気を取り戻し、今では元気に新しい人生を歩きはじめています。

彼女が教えてくれたことは、人は挫折や心の傷も、本物のストロークに出会うことで回復していくことができるということでした。

ストロークを上手に活用するためには、バリエーション豊富に相手を認める目と言葉を持つことも大切なことなのです。

ポイント③　ときには具体的に

「この○○、すごくよくできていますね！」

「いつも、率先して☆☆してくれてありがとう！」

「あのとき、○○と言ってくださった言葉にとても励まされました。とても感謝しています」


というように、具体的な相手の言動がどれだけ自分にとってすばらしい影響を与えたのかということを伝えることも、すばらしいストロークです。すると、自分がしたことで喜んでくれた人がいると言うことが相手に伝わるため、相手もうれしくなるのです。

ポイント④　「無条件の愛」と「条件づけの愛」

「これをしてくれたら愛してあげるけど、してくれないなら愛することはできない」

という愛を、「条件づけの愛」と言います。たとえば、「私だけを愛してくれるなら……」「休みの日には毎回素敵な場所に連れて行ってくれるなら……」「○○万円以上稼いできてくれるなら……」「私の言うことに従順に従うなら……」「毎日、おいしい手料理を食べさせてくれるなら……」というようなものです。

条件づけで愛されると、人は苦しくなっていきます。その条件が満たせないあなたは、愛される価値がないと言われているのと同じだからです。

条件づけではない愛のことを、「無条件の愛」と言います。「無条件の愛」とは、ありのままの自分（あなた）を愛するということです。「ありのままのあなたを愛します」――こんなふうに言われたら、誰でもうれしくなるはずです。

ストロークを活用するときにも、同じことが言えます。条件づけのストロークだけをもらい続けると、虚しさを感じるようになるのです。

たとえば、営業成績がいいときだけほめられて、成績不振になるとひどいことを言われたとしたらどうでしょうか。あなたは、営業成績を上げようと一所懸命になると思います。それでも、どうしても営業成績が上がらなければ、苦しくなっていくかもしれません。

たとえ売れなかったとしても、「頑張ってくれて、ありがとうございます」とねぎらいの言葉を言われたとしたら、苦しさの中にもわかってもらえた喜びでやる気が湧いてくるのではないでしょうか。

無条件のストロークとは、結果ではなく、相手の存在をそのまま認めるということなのです。

「あなたがいてくれるだけで、元気をもらえます。ありがとう」

「あなたがいてくれてよかった」

「すばらしい存在ですね」

というような、無条件で存在を認めてもらえる言葉を、人は求めているものなのです。しかし、存在に対してのストロークをくれる人はなかなかいないものです。

ですから、ストロークのバリエーションの中には、なるべく存在に対してのストロークを織り交ぜるようにすることをお勧めします。無条件の愛は誰もが求めているけれども、なかなかもらえないものでもあるので、それを伝えてくれるあなたの存在はかけがえのないものとなっていきます。

ポイント⑤　双方向で

組織では、ストロークは上から下に与えるべき（上司から認めてもらうべき）であるという考えがありますが、それは違います。下から上にもストロークは発信できるのです。たとえば、感謝すること、目を見てニッコリあいさつをすること、笑顔で接することなどは上の人に対してもできることです。

ある工場で働く社員のみなさんに、ストローク研修をさせていただくことがあります。その会社では3交代制で働いていたため、研修も同じ内容を3つのチームに分かれて3回行ないました。工場の敷地から離れた研修所で、泊まり込みで研修を行ないましたが、毎回、ストロークの実習に工場長が参加されていました。

お忙しいのに、わざわざ同じ内容のところを聞きに来られるのを不思議に思って聞いてみました。「なぜ、3回も同じ内容のところだけ研修に参加されるのですか？」と。

すると、返ってきた答えは、

「私は、工場長というトップの立場なので、一緒に働いている誰からもストロークをもらう機会がありません。この研修では、ストロークの実習があるので、参加をすれば、みんなからストロークをもらうことができます。もらったストロークは、私にとって宝物なのです。工場にある自分のロッカーに、職場のみんなからもらったストロークの紙は全部貼ってあります。それを見ると、毎日元気が湧いてきて、頑張ることができるのです」

というものでした。

私は、トップの孤独というものをそのとき初めて知ったのです。

トップに立つということは孤独なもので、なかなか普段はストロークをもらうことができません。しかし、トップであろうとも、心の奥底では本当はストロークを求めているのです。

ですから、上からのストロークをもらうことをあてにするのではなく、自分の立場からできるストロークを、自分から上の方にも発信することが大切なのです。

「いつもありがとうございます」と言葉で伝えたり、言葉で伝えるのが恥ずかしければ、目を見て笑顔であいさつをするだけでもいいでしょう。そんな、お互いを思いやれる環境が、幸せの連鎖をつくっていくのです。

この章のまとめ

・自分を認めたり、相手を認めることを、心理学用語で「ストローク」と呼ぶ。
・ストロークは、与えた分だけめぐりめぐって自分に返ってくる。
・心の中に、プラスを入れればマイナスが出ていく。心がマイナスに偏ったときには、プラスを入れていけばいい。自分がうれしいことをしたり、相手に与えれば自分に返ってくるので、自分からプラスを入れていくことができる。
・ストロークには深さがあり、その人が一番望んでいるストロークをターゲットストロークと言う。
・ストロークは、見返りを求めながら行なうと逆効果。
・心の栄養が不足するのは、5つの思い込みが原因となっている。
・人のことを認めない習慣があると、結果的には自分のことも認めてもらいにくい現状をつくり出し、自分の心も潤わない。
・ほめられたり認めてもらったときには、「ありがとうございます」と受け取ったほうが相手もうれしいし、自分の心の栄養状態もどんどんよくなっていく。

・うれしくない言葉は受け取らないことも必要。
・自分が望んでいる言葉は、具体的に要求することで相手も自分もハッピーになる。
・まずは自分自身を認める習慣を持つことで、セルフイメージが上がり、結果としても認められる現状をつくり出すので、生きづらさを手放すことにつながる。
・ストロークを活用するためには、押さえておくとより効果的なポイントがある。
・ストロークをもらいやすい人となかなかストロークをもらえない人がいる。メンバーに、平等にストロークを手渡すことで、嫉妬ややっかみの原因を排除し、誰もが満たされて穏やかな状態で過ごすことができる。
・人によってストロークが偏っている場合がある。容姿、性格、行動、能力、存在など、ストロークにバリエーションを持たせることが望ましい。
・ストロークには、条件づけのストロークと無条件のストロークがある。条件づけのストロークだけをもらい続けると虚しい気持ちになるため、ときには無条件で存在にストロークをもらうことが効果的。無条件のストロークを誰もが求めているが、なかなかもらえる機会がないため、無条件のストロークをくれる人はかけがえのない存在になる。

・ときには、具体的なストロークをもらうとうれしくなるので、相手がしてくれたことでうれしかったり感謝していることは、どんどん言葉で伝えていこう。
・ストロークは、上からもらうことを求められるが、実際には上の人にもストロークは必要なものなので、どのようなポジションにいたとしても、上にも下にも双方向でストローク交換できるように発信していこう。
・ストロークを活用すれば、生きづらさを手放し、快適に生きていくことが可能になる。

4章

生きづらさを卒業するために、「○○でなければならない」を手放す

「○○でなければならない」と思っていませんか？

私が、生きづらさを手放すうえでとても役立ったことのひとつが、「○○でなければならない」という考え方を手放したことでした。当時の私には、自分でも気づいていなかったのですが、たくさんの「○○でなければならない」という思い込みがありました。

たとえば、「間違えてはならない」「ミスをしてはならない」「できるだけ完璧なパフォーマンスをしなければいけない」「相手の期待に応えなければならない」「人には気に入ってもらわなければならない」「自分の欲求を我慢しても、人の要求には応えなくてはならない」「困っている人がいたら、助けなければならない」「いつでも正義の味方にならなければならないし。正義は勝たなくてはならない」……などです。

これらは、どれも間違っていないし、悪いことでもありません。むしろ、そうした考え方があったからこそ、今まで私はいい人として、自分でも自分を受け入れながら生きてこられたのです。しかし、これらの考え方が強すぎる場合、ときにはストレスを強く感じてしまうこととなります。同時に、生きづらさを感じることにもつながってくるのです。

自分の生きづらさの原因をつくり出している5種類の「○○でなければならない」という考え方を、エリック・バーンは「**ドライバー**」と名づけました。目には見えない自分を駆り立てている声（ドライバー）があって、その声に駆り立てられながら、感じ方、考え方、反応の仕方、行動、結果にまでも大きな影響を与えているというのです。

5つのドライバーとは次のようなものです。

・完璧であれ＝完璧でなくてはならない
・強くあれ＝強くなくてはいけない
・努力せよ＝努力しなくてはいけない
・喜ばせよ＝期待に応えなければならない。相手が喜ぶことをしなくてはならない
・急げ＝急がなくてはならない

ドライバーとは

ドライバーとは、子どもの頃に親や教師などのまわりの大人から言われてきた言葉をどれだけ受け取って、今でも内在化されたその声に駆り立てられている、ということです。

たとえば、「早くしなさい」「頑張って努力しなさい」「泣いてはダメ。強くなりなさい」「人には優しくしなさい」「もっともっと、完璧を目指しなさい」などと、私たちは子どもの頃に大人に言われて育ちます。

その言葉を、どれぐらいそうしなければならないものとして受け取ってきたのかというものが、ドライバーなのです。大人から同じように言われ続けたとしても、人によっては聞き流す人もいるし、人によっては自分のことだと肝に銘じる人もいます。言われたメッセージを、どれだけ自分の中に受け取り、内在化したかどうかが、ドライバーの高さになって表われているのです。

ドライバーの度合は、人と比べてみるとわかりやすいのですが、自分にとっての当たり前は、人にとっては当たり前ではないのです。

たとえば、ものすごくせっかちな人もいれば、ゆったりしている人もいます。コツコツと努力をしないと気がすまない人もいれば、行き当たりばったりで生きている人もいます。80点の出来栄えを喜ぶ人もいれば、80点取っても、取れなかった20点を悔やんで後悔する人もいるのです。人の顔色が気になる人もいれば、他人からどう思われようとも気にせずに生きていける人もいます。性格の違いと言うこともできますが、ドライバーの違いと言うこともできます。

ドライバーの違いという視点を持つと、どうしてそのような行動や反応をするのかを理解することができます。自分の行動特性や他人の言動を理解するためにも役立ちます。

そして、どうすれば自分を責めたり相手を責めたりせずにすむのかがわかるようになります。

まずは、自分の5つのドライバーが、それぞれどれぐらいの強さで自分の中に取り込まれているのかを次のページの「ドライバーチェックリスト」で見ていきましょう。

ドライバー・チェックリスト

次の文章を読んで、自分の普段の行動にあてはまるものには3、だいたいあてはまるものには2、少しあてはまるものには1、まったくあてはまらないものには0のところに○をつけ、その数字を得点としてグループごとに小計を出してください。

[A]完璧であれ(Be perfect)

1. どんなことでも、できる限りのよい結果を出したいと思っている　0 1 2 3
2. 整理整頓が好きで、ごみやホコリがあると気になって仕方がない　0 1 2 3
3. 話すとき、相手に伝わっているか不安で繰り返したり、理解しているか何度も確認したくなる　0 1 2 3
4. 何をしても準備が足りないのではないかと不安になる　0 1 2 3
5. 後になってから、「こうすればよかった」「こう言えばよかった」と振り返って後悔する　0 1 2 3
6. 完璧でない自分や相手を批判したくなる　0 1 2 3
7. 何かを始めるときには、あらゆる情報を集めたくなる　0 1 2 3

Aの合計得点　　　　点

[B]強くあれ(Be strong)

1. どんなに辛くても助けを求めず、頑張らなくてはならないと思う　0 1 2 3
2. 話をするときは、できるだけ「うれしい」「悲しい」などの感情表現は避けている　0 1 2 3
3. 自分の弱みを人に見せてはならないと思う　0 1 2 3
4. 人は強く生きていかなければならないと思う　0 1 2 3
5. 腕組みをしたり、椅子に座るとき、足を組むしぐさをすることがよくある　0 1 2 3
6. 頼みごとをするのは苦手なほう　0 1 2 3
7. 弱い人を見るとイライラする　0 1 2 3

Bの合計得点　　　　点

[C] 努力せよ（Work hard）

1. 会話の時に「頑張ってみます」「できるかぎりやってみます」と言うことが多い	0 1 2 3
2. 自分を高めるために一所懸命取り組むことが好き	0 1 2 3
3. 休んでいると罪悪感を感じてゆっくりと休めない	0 1 2 3
4. いくら努力をしても、「もっと頑張らなくてはいけない」気がする	0 1 2 3
5. スケジュールには予定をたくさん詰め込んでいる	0 1 2 3
6. 何かをやりとげるには、精一杯の努力をしなければいけないと思う	0 1 2 3
7. 部屋や机の上をきれいにする暇がない	0 1 2 3

Cの合計得点　　　　点

[D] 喜ばせよ（Please me）

1. 人の話を聞くとき、うなずいて聞くことが多い	0 1 2 3
2. つい相手の機嫌をとり、喜ぶことを言ってしまう	0 1 2 3
3. 何かを頼まれるとNOと言いにくい	0 1 2 3
4. 自分のしたいことよりも、相手の要求を優先して自分は我慢することが多い	0 1 2 3
5. 人を怒らせてはいけないと思う	0 1 2 3
6. 喜んでもらえると思ってしたことに、期待した反応が返ってこないとがっかりしてしまう	0 1 2 3
7. 自分がしたことに対しての他の人の反応が気になる	0 1 2 3

Dの合計得点　　　　点

[E]急げ(Hurry up)

1. ゆっくり歩くことが苦手で、いつも早足で歩いている	0 1 2 3
2. 食べるのが早い	0 1 2 3
3. 会話中、人の話をさえぎって話したくなる	0 1 2 3
4. 何でも早いに越したことはないと思う	0 1 2 3
5. じっくり考えるより、すぐに行動に移したくなる	0 1 2 3
6. 「時間が足りない」、または「時間に追われている」と感じることが多い	0 1 2 3
7. 他人がモタモタしているとイライラする	0 1 2 3

Eの合計得点　　　　点

[採点の仕方]

ABCDE各グループの小計の得点を記入し、その得点の数だけ、下の表の枠に斜線をひいてください。

					5					10					15					20
A＝(　　)点 完璧であれ																				
B＝(　　)点 強くあれ																				
C＝(　　)点 努力せよ																				
D＝(　　)点 喜ばせよ																				
E＝(　　)点 急げ																				

※このドライバーチェックリストは、社会産業教育研究所の岡野嘉宏先生の監修のもとに、
著者が独自に開発したものです。

ドライバーを数値化したときに、どのぐらいの数値からが高いのかということが気になると思います。だいたい13以上は高い傾向があると考えてください。自分でつけたチェックリストなので、人から見れば3なのに、自覚としては2ぐらいだと思っていれば、数値としてはあまり高くは出ないかもしれませんが、それでも自分の傾向はわかると思います。

そして、自分がどれぐらい高いのかを把握したら、自分の感じ方や行動が、ドライバーの影響を受けていることを理解してください。

それでは、ドライバーが高いとどのような傾向があるのか、行動特性を見ていくことにしましょう。

【完璧であれ＝完璧でなくてはならない】

・完璧を目指したいので、満足しない傾向がある
・できているところよりも、できていないところに目が向く
・完璧にできない自分や相手を責める
・完璧に伝わったかどうか不安なので、会話でも補足を言いたくなる

・じっくり考えて、うまくいくと思えるまで行動に移すことができない
・完璧な成果物をつくりたいので、準備に時間がかかる
・決断が遅れる。完璧な仕事をしたいので、人に任せるのが苦手

【強くあれ＝強くなくてはいけない】

・自分は強くないといけないと思っている
・弱音を吐いてはならないと思っているため弱音が吐けない
・人に弱みを見せてはならないと思っているので、強がってしまう
・自分が辛くても、人に助けを求めてはならないと思っている
・感情表現しないようにしているので、人からは感情がわからない
・人に任せない
・歯を食いしばってやり抜こうとする

【努力せよ＝努力しなくてはいけない】

・努力して得たものでないと価値がないと思っている

・休むことに罪悪感がある
・休日でも職場に行く
・休んでいても完全に解放されず、仕事のことが気になっている
・楽な方法があったとしても、楽をしないであえて困難な道を選ぶ
・楽しまないで、一所懸命やる
・リラックスしないので、身体に緊張感がある
・遊ぶときも、頑張らないと気がすまない

【喜ばせよ＝期待に応えなければならない。相手が喜ぶことをしなくてはならない】

・相手の期待に応えようとするので、他人優先で自分や家族が後回しになる
・頼まれるとＮＯと言えない。ＮＯと言ったとしても、悪いことをしたような気がして気になってしまう
・人の喜びがわが喜びなので、人のために無理をしてしまう
・自分がしたことへの相手の反応が気になる
・しかめっ面をしている人がいると、自分が何か気に食わないことをしてしまったの

かと気になる
・喜んでもらおうと思ってしたことに、相手が喜んでくれないと残念な気持ちになる
・外づらがよくて内づらが悪い（他人は喜ばせるが、家族には厳しい）
・とくに、身内には厳しい

【急げ＝急がなくてはならない】
・スピード第一で、速いことはいいことだと思っている（時は金なり）
・早め早めの行動（5分前集合は当たり前）を人にも求める
・じっくり考えずに、走りながら考える（とにかく先に動く）
・今この瞬間に集中せず、先のことや次の段取りを考えている
・じっとしていない
・人がモタモタしていると、イライラしたり癇癪を起こす
・人を待たせていることが苦手

どうでしたか？　思い当たるところはあったでしょうか？

自分だけでなく、自分のまわりの人たちも、ドライバーの影響を受けていますから、誰がどのドライバーが高そうなのかを知っていると、対処法が見えてきます。

親のドライバーは、子どもにも大きく影響するため、もし、自分のドライバーが高い場合は、子どもにも同じ基準で求めていることがあります。部下や同僚にも、同じ基準を求める傾向があります。

ドライバーは、高いから悪いとか、低いから悪いというものではありません。ドライバーが高くて苦しいときには、ちょっとだけドライバーを緩めればいいのです。ドライバーを緩めるために効果的なのは、**自分を許可する言葉（＝アロウワー）**を使うことです。自分を許可する言葉を、自分自身に言い聞かせたり、親しい人にその言葉を言ってもらうことで、自分のドライバーから解放され、楽になることができます。

自分を許し、相手を許す

次に、自分を楽にする許す言葉を紹介していきます。

【完璧であれ＝完璧でなくてはならない】

・完璧でなかったとしても、ありのままの自分や相手を認め、受け入れてもいいのです
・できないところを気にするのではなく、できていることにＯＫを出そう
・相手が、完璧に自分の言っていることを理解してくれなくても大丈夫です
・うまくいかないときは誰にでもあるのだから、うまくいかない自分を責めなくてもいいのです
・完璧な成果物をつくることも大事だけど、ある程度のものをどんどん生み出すことも大事です
・自分が思うような成果をあげられなくても、人は成長するものだから大丈夫
・完璧でないからこそ、味わいがあるものもある

【強くあれ＝強くなくてはならない】
・強くなくても大丈夫
・辛いときには弱音を吐いても大丈夫
・助けを求めても大丈夫
・感情を表現しても大丈夫
・人に任せても大丈夫
・甘えても大丈夫
・歯を食いしばってやらなくても大丈夫

【努力せよ＝努力しなくてはならない】
・ときには、ゆっくり休んで自分の体調を整えることも大事です
・スケジュールに休みを書き入れて、休む日をつくってもいいのです
・仕事から解放されてもいいのです
・楽なほうを選んでもいいのです

・すぐにやり遂げてしまってもいいのです
・リラックスしてもいいのです
・楽しんでやってもいいのです
・行き当たりばったりでもいいのです

【喜ばせよ＝期待に応えなければならない。相手が喜ぶことをしなくてはならない】

・人の期待に応えられなくても大丈夫
・自分や家族を優先しても大丈夫
・頼まれたことでも、ＮＯと言っても大丈夫。ＮＯと言ってしまったことで悪いことしたと思わなくても大丈夫
・人の喜びが、わが喜びであることはいいことだけど、人のために無理をしなくてもいい
・相手の顔色を気にしなくてもいい
・相手の反応が悪くて、しかめっ面をしている人がいても、自分の責任だと思わなくてもいい

・喜んでもらおうと思ってしたことを、相手が喜んでくれないときに自分のせいだと責任を感じなくてもいい
・身内が、自分たちの欲求を優先したとしても怒らなくてもいい

【急げ＝急がなくてはならない】

・スピードを優先するときがあってもいいが、ときには自分のペースでじっくりと何かに取り組んでもいい
・早め早めの行動にしばられなくてもいい
・あわてず、落ち着いて慎重に行動してもいい
・自分や誰かを待ってあげてもいい
・今この瞬間を楽しんでもいい
・人が自分のペースで動くことを許してもいい
・人を待たせてしまった自分を許してもいい

ドライバーの存在を知らなければ、イライラしたりストレスを感じるのは、現状や

相手のせいだと思うでしょう。しかし、どんな状況でも、イライラする人もいれば、イライラしない人もいます。ストレスを強く感じる人もいれば、ストレスには感じない人もいます。それは、ドライバーの違いからくるのです。

自分のドライバーの傾向に気がついて、目の前の人や出来事がイライラさせているのではなく、イライラの元は自分のドライバーにあることにさえ気がついていれば、対処すべきことは明確です。自分をイライラさせたりストレスを感じさせているドライバーに、許可を与えればいいのです。

あなたに必要な許可の言葉は、何でしょうか？

もっと楽になる言葉

5つのドライバーの他にも、自分自身の「〇〇でなければならない」という思い込みはあります。アサーションという心理学の分野を勉強したときに、私たちには11の権利があるということを学びました。権利というと少し硬い感じがしますが、要は権利という言葉を使って自分自身を許可していくので、ドライバーに対する許可の言葉と似ているところがあります。

どのような権利が、何を許可してくれるのかを見ていきましょう。

①自分の意見や価値観を述べる権利

価値観は誰でも違うものなので、意見が違っても当たり前だから、相手とは意見が違っていたとしても、自分の意見や価値観を正直に相手に伝えてもいいのです。

②間違えてもいい権利

いつでも絶対に間違えない人はいないので、間違っても自己否定的に自分を責める必要はないのです。間違ったと気がついたら、謝ってやり直せばいいのです。

③「わかりません」という権利

わからないことは誰にでもあるので、わからないからといって自分の知性が劣っていると思わなくてもいいのです。自分が知りたいと思うことに関して、よりよい説明を求めていいのです。

④自分で「YES」と「NO」を決める権利

「ＮＯ」と言いにくいときもありますが、自分の意志を尊重して決めることは、自分の役割と責任を持つことでもあるので、自分の意志で決めていいのです。

⑤自分の感情に正直でいる権利

ネガティブな感情を持ってはならないという思い込みがありますが、ネガティブな感情も、自分にとっては必要だから感じているのです。どんな感情も受け入れてから、本当はどうしたかったのかに気づいて対処することが大切です。どのような感情であっても、自分の感情を受け入れていいのです。

⑥人の悩みを自分のせいにしなくてもいい権利

人が悩んでいると自分のせいだと感じてしまうときがありますが、誰かの悩みを自分のせいにしなくてもいいのです。相手の要求を全部受けてしまうのではなく、自分の限界をはっきりさせて自分を大切にしてもいいのです。

⑦自分で自分の要求を満たしてもいい権利

物事の優先順位は自分で決めていいのです。ときには、自分の要求に耳を傾けて自分の要求を優先させていいのです。

⑧認められることをあてにしないで人と接する権利

人から好かれたい、認められたいという気持ちから自由になって、人の評価を気にしないで行動してもいいのです。

⑨自分自身を尊敬してもいい権利

自分を、価値ある人間として受け入れて尊敬してもいいのです。

⑩自分が自分でいてもいい権利

私たちは、いいところも悪いところも含めて、ありのままの自分でいていいという権利を持っています。完璧な人はいません。今の自分を受け入れていいのです。

⑪権利を自由に使う権利

この権利は、自分で使いたいときに使えばいいのです。この権利にしばられるのではなく、苦しいときやうまくいかないときにこの権利を使って、自分の考え方を柔軟にしていけばいいということです。

この中で、あなたに必要な権利はありましたか？

私にはいっぱいありましたので、この権利を知ったときは、安心して涙が出ました。

私たちは知らないうちに、自分にいろいろな課題を背負わせているようです。「わかりません」と言うことは、恥ずかしいことではないかと思ったり、間違えてはならないのではないかとか、自分の意見や要求を表現してはいけないのではないかとか、人に認められるような行動をとらなくてはならないのではないかと思っています。

しかし、それはときとして必要以上に自分自身を責めたり、相手を許せなくなる原因にもなります。ここで紹介した権利は自分だけの権利ではなく、相手にも同じ権利があるということを理解しながら、自分も相手も大切にできる基盤をつくって、幸せなコミュニケーションを築いていってほしいと思います。

息子が教えてくれたこと

以前の私のドライバーの値は、5つのドライバーのすべてが21点満点でパーフェクトに高いものでした。そのため、ストレスも大きくて自分ではどうにもならず、心の病と体の病で苦しんでいた時期があります。今振り返ると、心の苦しみをつくっていたのも、体の症状をつくっていたのも高いドライバーが原因だったと思います。

ドライバーを学んだとき、自分のストレスをつくり出していたものの正体はこれだったのか、と思いました。そして、許可の言葉でドライバーの調整の仕方を教えてもらって、これで苦しみから解放されると安堵したことを、今でもはっきり覚えています。

しかし、私にとって高い傾向のドライバーは、許す言葉を使って一度解除したぐらいではダメでした。何回も何回も、自分自身に許可の言葉をかけながら、自分の「こうでなければいけない」という思い込みを許可し続けました。

いつになったら、このドライバーから解放されて楽になるのだろうかと思っていたとき、私は次男を出産しました。

彼が生まれたとき、生まれつきの障がいを持っていることを宣告されました。息子は、人と同じように成長することができなかったのです。できるようにならなくて当たり前、というところからのスタートでした。

最初は、人と同じように育つことができない息子が生まれたことに途方に暮れて泣き続けましたが、それを受け入れることができるようになったとき、彼が大切なことを教えてくれたのです。

何もできなかったとしても、生きていいということを、彼の存在が教えてくれたのです。

人と同じでなかったとしても、人の世話にならなければ生きていけないとしても、人は生きていっていいのです。

完璧なんてあり得ないところからスタートしているため、完璧など目指そうとも思わなくなりました。

いくら格好をつけたって、格好がつかない状況なので、弱音を吐けるようになりました。

努力しても、うまくいかないときもあるし、努力するのを少し休んで、彼のように天真爛漫に楽しんだほうが、幸せを感じることができるということに気づいたのです。

世間の平均的基準に合わせられない彼を見ながら、世間が決めた基準には合わなくても、存在自体が、すでに誰かに喜ばれているということにも気づかせてもらいました。

急ぎたくても急げない毎日の中で、そんなに急がなくてもゆったり生きていけるのだということを教えてくれたのです。

もし、彼が生まれてきてくれていなかったら、私は生き急いで命を削っていたように思うのです。彼のおかげで、ありのままを受け入れ、今の自分もすべての出来事にも喜んでいいのだということに気づかせてもらえたとき、子どもの障がいは、私にとって辛いだけのものではなく、大切な学びの機会を提供してくれる師として、彼の存在を受け入れることができるようになりました。

生きていくということは、新しい何かを学ぶ修業の場なのだとしたら、自分のドライバーに気づいて、高いドライバーに許可を与えながら自分も相手も受け入れて大切にしていくことは、生きるステージが上がっていくプロセスなのかもしれません。

みなさんが、目に見えない苦しみから解放されて、新しい境地を見つけていくことを願っています。

この章のまとめ

・生きづらさを生み出しているものは、「〇〇でなければならない」という自分の考え方だった。

・5種類の「〇〇でなければならない」という考え方は、ドライバーと呼ばれ、子どもの頃に、親などの大人から言われた言葉を、どれだけ取り込んでいるのかによって、現在の自分の感じ方や考え方、行動に至るまで影響を受けている。

・ドライバー（自分を駆り立てる考え方）が高いと、社会に適応するために役に立つが、高すぎるとストレスも強く感じる。

・ストレスや生きづらさを感じたときには、目の前で起きている出来事がストレスを生み出しているように思えるが、目に見えない自分に内在化されたドライバーの影響を強く受けている。

・ストレスを感じたときには、ありのままの自分を許可する言葉が、ストレスを和らげるのに役立つ。

・許す言葉は、1回ですべて完結というものではなく、ストレスを感じるたびに何度でも自分自身に言い聞かせる必要がある。
・ドライバーと呼ばれている5種類の他にも、自分を苦しめている考え方にはどのようなものがあって、それらの考え方によって苦しさを感じたときに、どのような言葉があれば自分自身を楽にするのかを見つけておこう。
・自分にとって必要な、楽になる言葉を見つけておくと、日常でストレスを感じたときや生きづらいと感じたときに唱えるだけで楽になるので、言葉のお守りとして活用できる。

5章

生きづらさを卒業するために
心理ゲームから脱却する

心理的ゲームの罠から脱却する

もしかしたら、あなたの生きづらさは、心理的なゲームにはまり込んでしまっていることに原因があるのかもしれません。

私たちは、「嫌だな」「不快だな」と思いながらも、「何で、こうなっちゃったんだろう」「またやっちゃった」というように、同じことを何度も繰り返していることがあります。

この人といるとつい言い争ってしまう、戦ってしまう、責められてしまう、自分さえ我慢すればいいと、自分を犠牲にして引き受けてしまう……というように不快な気分になるとき、そこには心理的なゲームがあるのです。

一見、通常のやりとりのように思えますが、実はそこでは目に見えないところで繰り広げられている隠されたやりとりがあり、それを心理学の用語で「心理的ゲーム」と呼んでいます。

ゲームは、往々にして対立に向かうか対立を含む

ゲームは、時間と感情のエネルギーを無駄に使う

ゲームは、習慣で見抜くのが難しいし、やっていることに気づきにくい

ゲームは、常に嫌な感情を残す

ゲームとは、不快な感情で終わる一連のやり取りなのです。

自分が巻き込まれてしまう、もしくは、自分から仕掛けてしまう心理的ゲームに気がついて、そのゲームをしないようにすれば、不快な人間関係を回避することができます。

この章では、**心理的ゲームにはどのようなものがあるのか？　そして、それを止めるにはどうすればいいのか？**　をお伝えしていきます。

3つの役割からゲームがはじまる

心理的ゲームは、3つの役割（犠牲者・迫害者・救援者）から成り立っていきます。3つの役割のうち、自分がどの役割になってしまうことが多いのかに気がつくと、ゲームから脱却するうえで役に立ちます。自分自身に当てはまるものがないかどうかを考えてみてください。

・犠牲者＝私は不当な扱いを受けている。でも、私にはそれを変えることはできない
・救援者＝私はただあなたを助け、問題を整理してあげようとしているだけ
・迫害者＝私のやり方をすれば、すべてはうまくいく

いかがでしたか？　思い当たる節はなかったでしょうか？

私自身は、救援者としてゲームにはまってしまうことがあることに気がつきました。

そして、ときには犠牲者になりながら、相手を迫害していることに気がついたのです。もし、心理的ゲームのことを知らないでいたら、私はずっとこのことを繰り返しながら生きていたに違いありません。

それでは、それぞれの役割で、どのようなゲームを繰り広げてしまう可能性があるのかを見ていきましょう。

たとえば、迫害者のゲームとしては、「あらさがし」「はい、でもだめなんです」「あなたのせいでこうなった」という名前のゲームがあります。

一見、もっともらしい会話をしているのですが、その裏では、相手を責めていて、「やっぱり、お前はだめじゃないか」というように、結果的には相手がいかにダメな存在であるのかを証明しようとします。

モラルハラスメントやパワーハラスメントなども、迫害者のゲームを仕掛けていると言っていいでしょう。

一方で、犠牲者のゲームには、「かわいそうな私」「私は、なんてダメな人間なの

〈私は馬鹿者〉」「こんなに頑張っているのに、誰もわかってくれない」というようなゲームがあります。自分はこんなに頑張っているのに、わかってくれない相手や世間が悪いというように、犠牲者のふりをしながら誰かを迫害していることがあります。

私自身も、このゲームをしてしまうときがありますが、なるべくしないほうが自分も相手もハッピーでいられます。誰かに認められたいときや、誰かにわかってほしいとか、誰かに味方になってほしいときなどは、このゲームに陥りやすくなります。

救援者のゲームとしては、「おせっかい」「私の言う通りにすれば、この問題を解決してあげられる」というようなゲームがあります。このゲームをしやすい人は、誰かが困っていたり戦っていると、つい自分から救済に入りたい衝動にかられます。

そして、相手が望んでいる以上におせっかいを焼いてしまい、結果的には人から非難される結末になり苦しい立場になることも多いのです。

私自身も、困っている人を見たら放っておけない性格なので、この役割にははまりやすい傾向があります。でも、気をつけないといつの間にか、人から非難されていることがあるし、相手の自立するチャンスを奪ってしまうこともあります。

今は、自分の傾向に気がついているので、救済しようと思ったところで、ゲームに陥らないように踏み留まることができるようになってきました。

自分が救援者となることが多いのか、犠牲者となることが多いのか、迫害者となることが多いのかを考えて、自分自身がどの役割をとることが多いのか、どのゲームにはまってしまうことが多いのか、どのような結末を迎えてしまうことが多いのかを知れば、自分が陥りやすい心理的ゲームに気がつくことができるし、ゲームの罠にはまらずにすみます。

心理的ゲームは、誰かから仕掛けられてそのゲームにはまってしまうか、自分からゲームを誰かにしてしまうかのどちらかではじまり、表面上はもっともらしい会話を続け、後味の悪い嫌な感情で終わります。

人は、なぜ心理的なゲームをするのか？

人は、なぜゲームを繰り返してしまうのかというと、ひとつは自分の信じていることが正しかったと証明できるからです。「ほうら、やっぱり自分が思っていることが正しかった」と人は思いたいのです。だから、そうなるようにゲームを仕掛けてたしかめたいのです。

それが、自分にとっても相手にとっても後味が悪い結果になったとしても、「やっぱりそうだったんだ」と、自分が信じていることを証明したいのです。

2つめは、誰もが愛されたり認められることを望んでいるのですが、思うように愛されなかったり認められないと、愛をたしかめようとしたり、認められようとしてようとして仕掛けてしまうのです。

3つめは、否定的な関わりであっても、ゲームをすることで人と関わることができるからです。

本当にほしいことは、言葉で伝えてしまうと、もしそれが得られなかったときにショックを受けることになるため、自分が傷つかないように変化球を投げてしまうのです。

そうすることで、正直でオープンなコミュニケーションに伴うリスクをとらなくていいからです。その結果、変化球なので相手にも真意が伝わらず、ゲームは深刻化していってしまいます。

心のバランスが崩れていてムシャクシャしているとき、心が満たされていないとき、自己否定から抜け出したいとき、相手が悪いと責めたいとき、ゲームは引き起こされるのです。

ゲームは何を引き起こしていくのか？

それでは、心理的ゲームを繰り返していると、どのようなことに発展してしまうのでしょうか？

心理的ゲームには、軽いものから重いものまであります。軽いものであれば、ちょっと辛口のコミュニケーションとして毎日の時間潰しとなりますが、重いものでは戦いが続くため、どちらかが耐えられなくなって離れていったり、不満がたまりにたまってしまって恨みに変わり、事件にまで発展してしまうことにもなりかねません。職場に長くい続けられなくて転職を繰り返したり、人間関係が怖くなってしまったり、自己否定に陥って抜け出せなくなってしまったり、不安が大きくなりすぎて身体症状が現われたり、逃避、離婚、病気、依存症、自殺など、深刻な事態にまで発展してしまうことだってあるのです。

その結果、自分はダメなんだ、人間なんてしょせんそんなものさ、社会はそんなに甘くはない、生きていくのは苦しいことなんだ……と、自分の信じる負の世界観を増幅させていくことにもなりかねません。

自分が信じていることは、次章の「人生のシナリオ」というところでくわしくご紹介していきますが、どちらにしても心理的ゲームは幸せな結果は生み出していきません。ですから、自分の意志で心理的ゲームから脱却していくことが大切なのです。

ゲームから抜け出して、幸せな人間関係を築くには

心理的ゲームをやめるためには、いくつかの方法があります。ここでは、心理的ゲームをやめて幸せになるために、私たちができることをご紹介していきます。

①自分のしている心理的ゲームに気づくこと
②自分が、どんな役割を演じやすいのかに気づくこと
③ゲームを中止するための質問を、自分自身に投げかけること
「本当は、自分は何を望んでいるのだろうか?」「こんなことを繰り返して、何になるのか?」「どうすれば、求めている関係に近づくことができるのか?」「どうすれば、もっと有意義な時間を使うことができるのか?」など
④ゲームを仕掛けられても、期待されたものでない反応をする
⑤自分自身や相手に対して、日常から根気よく肯定的承認をしていく
⑥相手も自分も認める立ち位置に立ってみる

⑦心理的ゲームによって生じた、気分が悪くなる感情を取り込まない
⑧心理的ゲームではなく、楽しくなる活動やうれしくなる人との関係を築く時間をより多く持つ
⑨ゲームを仕掛けられそうな場所から距離を置く

これらの方法のうち、どれもがゲームにはまりそうになる私たちを助けてくれます。ゲームの最中には、頭に血が上ってしまって冷静になることは難しいかもしれませんが、冷静なときに自分自身を振り返って、先に対策を考えておくことは、ゲームになったとき、対処法を使えるように準備することにつながります。

私たちは、自分にとって一番大切なゴールを見失うことがあります。そして心理的ゲームをして、相手と対立し、相手に勝とうとすることもあります。これを防ぐために、私たちは自分の本当に求めているゴールが何かを、定期的に確認する必要があるのです。

この章のまとめ

・人間関係の中で繰り返してしまう、不快になるようなパターンのことを心理的ゲームと言う。

・心理的ゲームとは犠牲者、迫害者、救援者の役割の中で繰り返され、自分の取りやすい役割がある。

・3つの役割のうち自分がどの役割にはまりやすいのか、どのようなパターンにはまりやすいのかに気がつくことができれば、自分の陥りやすいゲームのパターンから脱却することが可能となる。

・心理的ゲームを引き起こすものは、自分が信じていることを正当化したい、もっと認められたい、愛されていることを確認したい、人と関わっていたいという欲求である。

・心理的ゲームは、不快な感情と口論などを引き起こし、人間関係のトラブルを繰り返したり、さまざまな問題へと発展する場合もある。

・心理的ゲームから抜け出すために、できることがある。自分が本当に望んでいることは何か、どうすれば求めている関係に近づくことができるのかを考えて行動を選び直すことも、ゲームから脱却するために役立つ。

・自分にとって一番大切なものは何かを、自分自身に問いかけながらゲームから脱却することで、本当に望む人間関係を手に入れることができる。

6章

生きづらさを卒業するために、人生のシナリオを見直す

人生のシナリオ

私たちには、人それぞれ人生のシナリオがあるということをご存じですか？

そして、そのシナリオを演じる役者のように、シナリオにそって自分の人生に起こる数々の出来事が展開しているのだとしたら、みなさんはどう思われるでしょうか？

エリック・バーンは、「人生脚本」という概念を世の中に発表しました。そして、もっと自分の望む生き方に近づけるように、自分のシナリオから脱却し、幸せになるためのアプローチを次々と生み出していったのです。

自分の人生のシナリオは誰が描いたのか？

実は、自分の人生のシナリオは、自分自身が子どもの頃に描いています。

そのシナリオが、自分を幸せに導いてくれることもあれば、苦しむ方向に導いてしまうこともあります。もしかしたら、自分の生きづらさの原因は、自分で描いた人生のシナリオが影響しているのかもしれません。

自分が、どのような人生のシナリオを持っているのか？
自分の人生のシナリオが、どのように自分に影響しているのか？
自分が望む生き方を手に入れるには、どのようにシナリオを描き直せばいいのか？

この3つのことを知っていれば、もう〝生きづらい自分〟からは卒業することができるでしょう。

人生のシナリオを理解していくと、人生の謎が一つひとつ解けていきます。

4章でご紹介した、自分を駆り立てていたドライバーも、5章で紹介した心理的ゲームも、人生のシナリオの一部なのです。自分のシナリオに気づいて、自分の幸せに近づくために活用していきましょう。

自分のシナリオに気づく

いったい、自分はどんなシナリオを持っているのだろう？

この本を読まれている多くの方が、自分のシナリオはどんなものなのかを知りたいと思われているのではないでしょうか。

この章では、自分自身の人生のシナリオを見つけるために、次の5つの作業をしてみてください。書き出した内容は、自分の人生のシナリオに気づくヒントを与えてくれることでしょう。

1．自分を何か〝もの〟にたとえるとしたら、何にたとえられるでしょうか？　そして、それにたとえたとき、そのもののどのような特徴が、自分自身と似ているでしょうか？

何にたとえますか？　たとえばライト、扇風機、クッション、ポケットなどそのものの、どのようなところが似ていますか?

それを、次のように「私」を主語にして表現してみましょう。

例) 私はライトです。やわらかい光でみんなをやさしく照らしています。

2. 次の四角に、自分なりの言葉を入れてみてください。

自分とは、

他人とは、

人生とは、

四角の中に、どのような言葉が入ったでしょうか？

自分の書き入れた言葉を眺めながら、何を感じるかを味わってみてください。

自由に書き入れていいにもかかわらず、自分にとってフィットする言葉が入っているのではないでしょうか？

では、次の作業です。

3．あなたが、今まで見た映画やドラマなどのストーリーの中で、好きだったものは何でしょうか？

そのストーリーの、どのようなところが好きだったのでしょうか？

自分が、どのようなストーリーを選んだのか？　なぜ、そのストーリーが好きなのかを考えると、自分の求めているものや自分の価値観に気づく手がかりとなります。

もうひとつ、トライしてみてください。

4．次の四角の中にも、自分にとってぴったりくる言葉やフレーズを書いてみましょう。

私は、　　　　　　　　　　生まれ、

私は、　　育ち、
私は、　　生きて、
私は、　　死ぬ。

5. さて、あなたの人生を小説やドラマだと考えたとき、どのようなタイトルがぴったりくるでしょうか？

いかがでしたか？

自分のシナリオに気づくためのキーワードは、見えてきたでしょうか？

私は、いろいろな場所でこのワークをしてきたのですが、答えている本人は気づいていなくても、答えられている内容が、まさにその方を表現するのにぴったりの表現で、その方の価値観が反映されていることがわかります。

もしかしたら、最初はピンとこないかもしれませんが、ここに書かれた言葉はあなたの人生のシナリオの一部分を表現していることは間違いないのです。ちょっと時間をとって、自分の人生を振り返り、自分のシナリオがどういうもので、そのシナリオが、どのように今までの人生に影響を与えてきたのかを考えてみてください。

どんなシナリオがあるのか？

人生のシナリオの種類は、人の数だけ無数にあります。そして、それぞれのシナリオにはタイトルがついています。どのようなものがあるのかを理解するために、いくつかのタイトルと、そのシナリオを持っている方の人生がどのように展開していくのかを見ていきましょう。

「石橋を叩いて渡る」というシナリオであれば、慎重にリスクを考えて、最小限のリスクで抑えられるような人生の選択をしていくでしょう。

「七転び八起き」というシナリオであれば、挫折を繰り返しながらも、必ず起き上がるという人生を歩んでいくでしょう。

「トップランナー」というシナリオであれば、どのような集団に入っても、その人はその集団のトップを目指すように自ら動いていくことでしょう。

「目標を達成するまでは」というシナリオであれば、いつでも最優先事項は目標達成となり、他のことは我慢をしてでも、自分の目標達成に集中するように生きていくことでしょう。

「じっと我慢の子」というシナリオであれば、どんなに辛い環境であっても、自分さえ我慢すればうまくいくのだと信じて、我慢し続ける人生を送っていくでしょう。

「お人よし」というシナリオであれば、他人を優先して、波風が立たないように、相手を怒らせないように、自分の欲求や感情を抑えてまでも相手の喜ぶことを優先しながら生きることになるでしょう。

「平凡」というシナリオであれば、どんなときでも平凡な人生となるような人生の選択をしながら生きていくでしょう。

「一所懸命やる」というシナリオであれば、どんなことでも一所懸命に取り組みながら生きていく人生となるでしょう。

あなたの人生のシナリオのタイトルは、どのようなタイトルでしょうか？

シナリオの影響

自分が持っている人生のシナリオに、自分の人生がどのように影響を受けているのか、少しだけ気づいていただくことはできたでしょうか？

52歳のSさんは、人一倍正義感が強く、人が困っているのを見ると放ってはおけない性格でした。当事者ではなかったとしても自分から口をはさみ、言わなくてもいいことまで言ってしまい、痛い目に合うことを繰り返していました。助けたつもりが助けた相手からも非難される結果となり、そのたびに立ち上がれなくなるぐらいダメージを受けて体調も崩してきたのです。

心の勉強会に参加するようになって、自分がどうしていつも同じようなことを繰り返してしまうのかに気がついていきました。

彼女は「正義のために闘う」というシナリオを持っていたのです。そして、もっと自分が望んでいるシナリオは何なのかを探していきました。すると、必要以上におせっかいを焼いてしまう代わりに、自分の夢の実現のためにエネルギーや時間を使いたいと思いました。彼女は、おせっかいを焼きたくなる場面で踏みとどまることができるようになりました。今では生きづらかった自分を卒業し、自分の夢である人の心が安らぐカフェをオープンしようとしています。

46歳のKさんは、人が怖くて電車に乗ることも買い物に行くこともできない状態でした。それでも、何とかもう少し楽になりたいと思って、私のところに来たのです。彼女は、買い物に行くと、みんなが自分のことを悪い人だと噂しているように思えてしまうのだそうです。また、見ず知らずの人とすれ違ったときに、「私、あの人嫌い」と聞こえてきてしまうと言うのです。

彼女が持っていたシナリオは、「自分は変わり者で嫌われている。こんな自分は成功できるはずがない」というものでした。

「そんなことはないと思うよ」と伝えても、彼女にはそうは思えないのです。

彼女のシナリオは、「私は普通ではない。私は人とは違う。私は人から好かれない。

私は何をしてもうまくいかない。私は美しくない。私はこの苦しみから自由になることはできない」というものでした。

鏡を見れば、肌のしみや歯並びの悪さなどの気になるところが目についてしまうのです。近所づきあいも人づきあいも、彼女にとっては苦痛なものでしかありませんでした。

私は彼女に、自分がそんなふうに感じてしまうのは、自分の信じていることや自分が描いたシナリオの影響であることを話しました。

そして、本当に望む未来を手に入れるために、自分の内面の何を変えていけばいいのかを伝えたのです。

私は、彼女が本当に望む未来を一緒に探していきました。すると驚くことに、こんなに人が怖いのに、彼女が望んでいる未来は、大勢の人の前で自分が話をするというビジョンが見つかったのです。このビジョンが出てきたことに、彼女自身が一番驚いていました。

そして、少しずつそのビジョンに近づくために、できることを見つけていきました。

彼女が、自分の望む未来を手に入れるために取り組んだことは、彼女が信じて疑わない世界から、自分を救出することだったのです。

自分は、〇〇だからダメなんだ

能力が低いからダメ
ネガティブにしか考えられないからダメ
人間関係が苦手だからダメ
人前でうまく話せないからダメ
容姿がよくないからダメ……

というように、私たちには自分がダメだと信じ込ませる理由はたくさんあります。ダメな理由がたくさん見つかってしまうため、自分自身にOKを出すことができず、セルフイメージも下がってしまうのです。これでは、負の連鎖から抜け出すことができません。

まずは、自分に対してOKを出す練習が必要です。

Kさんに、まずしてもらったことは、自分のダメなところを見つけるのではなく、自分のいいところを見つける目を持つことでした。毎日、鏡を見ながら自分のいいところを見つけてほめてみるという課題を出したのです。はじめは、いいところが見つけられなくても、「何となくいい」と声に出して言ってみたそうです。毎日続けるうちに、少しずつほめる理由を見つけることができるようになったと言います。「今日の髪型はいい」「今日の表情はいい」「この角度でなら、ちょっとよく見える」……というようにです。

それと同時に、2章でもご紹介した、プラスのメガネでプラスの意味づけを探す練習や、事実と妄想を分ける練習を毎日していただくようにしたのです。

たとえば、能力が低いと思い込んでいることは、そのことで悩んでいるからこそ、同じような悩みに苦しんでいる人の気持ちに寄り添うことができるのだというように、意味づけを変えていったのです。

学歴がないから成功できないという思い込みに関しては、「学歴がなければ、100%成功することはできないのか?」と質問し、事実は最終学歴が高卒であるということ、妄想は「学歴がなければ成功できない」という部分。そして妄想の部分を切り替えるために「学歴が低くても成功している人はいる！」というように、信じている考え方を切り替えていきました。

そして、〇〇だからダメと言う代わりに、どうしたら〇〇できるようになるかという質問を心がけて使うようにしていただきました。

たとえば、「容姿が悪いからダメ」ではなく、「どうしたら、少しでも格好よく見えるのか？」というように心の声を切り換えて、できることを見つけながら実践していったのです。

すると、彼女は少しずつですが、自己否定のサイクルから脱出し、セルフイメージが徐々に高まっていきました。外出や電車も怖くなくなり、遠出もできるようになりました。今では、本当に大勢の人前で話をするまでになりました。

人はいつでも、どのような状態からスタートするとしても、なりたい自分に変わることができるということを彼女が教えてくれました。

プラスの影響とマイナスの影響

私たちの信じていることやシナリオには、マイナスに影響が出るものと、プラスに影響が出るものがあります。

どのようなものがプラスに影響し、どのようなものがマイナスに影響するのかを知れば、自分の信じていることがプラスに影響しているのかマイナスに影響しているのかに気づき、自分の意志でシナリオを選び直すことに役立ちます。

それでは、どのようなものがプラスやマイナスに影響していくのかを見ていきましょう。

プラスに影響するもの

「やればできる」「人は成長するもの」

「今はできなくても、いつか必ずできるようになる」

「可能性は十分ある」「どんなときでも、可能性はゼロではない」

「失敗したとしても、大丈夫！」「必ず挽回できる」

「何とかなる」「努力すれば何とかなる」

「人生の谷に天命がある」
「ピンチは、見方を変えればチャンスにできる」
「あきらめなければ、いつかは必ず成功する」
「試練は自分を鍛えるチャンス」……など

マイナスに影響するもの

「どうせできない」「どうせ、できるようにならない」
「やっても無駄」「無理」「経験がないと難しい」
「自分には能力がない」「自分は能力が低い」
「人生うまくはいかないものだ」「世間はそんなに甘くはない」
「人はいつか裏切る」「人は信用できない」「人は怖い」
「愛はいつか終わるもの」……など

いかがでしたか？　自分自身に当てはまる考え方はありませんでしたか？

生きづらさをつくっている原因のひとつに、自分が何を信じているのかということは、大きく影響しているのです。

マイナスに影響する考え方を持っていれば、同じ現実でも辛く苦しい世界として自分の目に映るし、プラスに影響する考え方を持っていれば、同じ現状の中にも、希望やチャンスを見出すことができるのです。

自分が何を信じているのか、そのことを信じることはプラスに作用しているのかマイナスに作用しているのかを、自分自身で検証しながら、もしマイナスに採用する考え方を持っているのであれば、どのような考え方に変更すればプラスに影響するのかを考えてみることは、とても大事なことです。

では、私自身の例をお話ししましょう。

私が当時信じていた考え方は、私は感情の起伏が激しいし、ネガティブ思考だし、幸せになることは難しいということでした。こんなに苦しいなら、この先も苦しいに違いないから、生きていくのはつらいと思い込んでいました。

人前で話すことも苦手で、話そうとすると真っ赤になってしどろもどろになってしまうし、こんな私が人前で話すことはとうてい無理だし、人前で話をする活動なんて夢のまた夢だと信じていたのです。

おまけに、お金を稼ぐことは難しいことなので、独立したとしても食べていくことは困難だろうと考えていました。

講演活動や自分の本を出版してみたいけれど、こんな私を講演に呼んでくれるところがあるはずなどないし、私の本を出版してくれる出版社なんてありはしないんだろうと、心の底から思い込んでいました。だからいつも苦しかったのです。

しかし、心理学を勉強していくうちに、人生のシナリオのことや、自分の信じている考え方が自分の人生に大きく影響していることを知って、何とか自分のために変えてみたいと思うようになりました。

まず、変えてみたのは、「実現したいことが見つかったとき、その夢は実現する力はすでに持っている」という、NLPトレーナーのロバート・ディルツの考えを信じてみることにしたのです。すると、実現することを前提に行動ができるように変化していきました。

私は、誰にどのようなことを伝えたいのかを考えて、講演の内容を次から次へとプログラムとして作成していったのです。そして、「私に講演させてください」「研修をさせてください」「授業をさせてください」「メンタルトレーニングをさせてください」と伝えて、自分が何を伝えられるのか、そのプログラムを見せながらお願いしてまわりました。すると、いくつかの場所で話をさせていただけるようになっていきました。

「人前で話をするのは苦手だ」と思い込んでいましたが、「人に、自分が大切だと思っていることを伝えることは面白い」というように考え方を切り替えることにしました。

すると、緊張しながらも人前で話をすることができるようになりました。そんな私を見て、どうすれば緊張せずに話ができるのかを、具体的に教えてくださる方が次々に現われて、プログラムの内容も評価されて、この内容を本にしましょうという方まで現われて、私の夢はどんどん叶うようになりました。

夢が叶うようになる前と後では何が違うのかと言うと、何を信じているのかが変わっただけなのです。その結果、行動も、その行動からつながる次への展開も大きく変わっていったのです。

稼ぐことも難しいと思っていれば、一歩は踏み出せなかったと思いますが、そのうちなんとかなると思い続けたおかげで、今では執筆や講演活動で家族を養えるまでになりました。

私は感情の起伏は激しいし、ネガティブ思考だったおかげで、それを何とか克服したくて勉強し、その道のプロになることができたのです。今でも私の感情は、ときどき落ち込んだり悲しくなったりと揺れ動くこともありますが、だからこそ人間の弱さも知ったうえで、辛いと感じている人の力になりたいと思うことができるのです。

もし、私が自分の考え方を検証することもなく、自分の人生のシナリオに気づくことがなかったとしたら、今でも苦しみの中に生きていたと思います。

けれども、幸いなことに、このことに気づく学びや師との出会い、こうしてみなさんとも出会うことができました。

ゆっくりでかまいません。徐々にでもかまいません。自分のために、自分の人生のシナリオや信じていることは何かを考えて検証し、自分のために、自分の望む未来のために、最適なシナリオを選び直してみる時間をとってみてください。

人生のシナリオを選び直す

人生のシナリオは、その多くが子どもの頃に培った考え方や価値観の集大成である。大切なのは、どのような脚本を描いてきたとしても、今の自分の人生にそぐわなければ、私たちは自分の意志で自分の脚本を選び直すことができるということである。人生のシナリオを描き直す権利と能力を、私たちは兼ね備えている。

エリック・バーンが私たちに伝えたかったのは、このことだったのです。

あなたは、どんなシナリオを持って生きてきたでしょうか?
あなたは、どのようなシナリオをこれから選んでいきたいでしょうか?
あなたは、自分の選んだシナリオを活用して、どのような未来を自分のものにしていきたいでしょうか？

私たちは、自分の未来を自分の望むように選択していっていいのです。

あなたがどこの誰だったとしても、どこに住んでいたとしても、どんな経験や学歴だったとしても、どのような性格や特徴を持っていたとしても、どのような過去を背負ってきたとしても、どのようなハンディキャップを持っていたとしても、あなたの未来は、あなた自身で選ぶことができます。自分の未来は自分で選ぶことができるのです。

自分の望む未来を選ぶために、自分の人生脚本を振り返り、脚本の影響に気づき、その脚本から脱却するために、新しいシナリオを見つけていいのです。過去にしばられる必要はないのです。

もし、どんな未来でも選べるとしたら、あなたならどんな未来を選びたいでしょうか？　そのために、どのような人生のシナリオを描きたいのですか？

この章のまとめ

・人生には人それぞれシナリオがあり、人を変え場所を変えながら自分のシナリオを演じているとエリック・バーンは言う。それを人生脚本と呼ぶ。

・自分の人生のシナリオは、自分が子どもの頃に無意識のうちに描いたものである。

・人生のシナリオには、プラスに影響するものと、マイナスに影響するものがある。どちらのシナリオを持っているかによって、同じ現実でも見え方が違う。マイナスに影響するシナリオを持っていれば、自分にとって辛く苦しいものに現実が映し出され、プラスに影響するシナリオを持っていれば、同じ現実でも希望やチャンスが映し出される。

・自分がどのような人生のシナリオを持っているのかに気がついて、シナリオによる影響を理解し、自分の望んでいる未来を手に入れるために必要なら、自分のシナリオを描き直すこともできる。

・自分の人生のシナリオは、自分の意志で選び直すことができる。

7章

生きづらさを卒業するために、自分の感情と上手につきあう

感情の取り扱い方法

どんな人にでも感情があります。どのような感情を日々感じているのかは、人それぞれ違います。感情は、出来事によって誘発されると思い込んでいるかもしれませんが、出来事にではなく、自分の内面によって湧き起こるものです。そのことは、1章でもお伝えしました。

この章では、感情の仕組みを理解することによって、より深いレベルで感情を理解して、今よりももっと快適に、自分の感情とつきあっていける方法をご紹介していきます。

あなたは普段、どのような感情を抱いている時間が長いですか？

以前の私は、後悔、罪悪感、自己否定、胸が重く苦しい感じ、深い悲しみ、苛立ち、嫉妬、自分や他者への怒りを感じている時間が長かったのです。

あまりにも苦しい時間が長かったため、自分の気持ちをどうにか楽にしたいと思って、心理学の勉強をはじめました。そのときの私は、自分でも手に負えないぐらい感情に振り回されて、翻弄されているという状態でした。

私がほしかったのは、穏やかで安心していられる時間、心の平穏だったのです。

当時の私は、心の苦しさや心の痛みを必死に取り除こうとしていました。けれども、なかなか取り除くことも消し去ることもできませんでした。そこで、私はかたっぱしから感情の取り扱い方法について書いてある本を読み漁りました。

そこで、ある事実がわかったのです。

それは、自分に苦しみをもたらすような感情を、取り除こうとしてもなかなか取り除けないこと。そのような感情であっても、受け入れて仲よくなって感謝することができると、はじめて変化が可能になるということでした。

どんな感情にも意味がある

痛みや苦しみを伴うような感情であっても、意味があるから感じているのです。その意味を確認することもなく、ただ苦しいからといって消し去ることはできないのです。

それはまさに、車を運転する際に、ガソリンが足りないとか、半ドアだとか、ライトがつけっぱなし、あるいはシートベルトをするのを忘れるなど、何か大切なことを知らせるために、警告音が鳴ったりランプがついて知らせるのと同じなのです。

そのランプや警告音が不快だからといって壊してしまうことはしないように、その警告されていることがどのようなことなのか、どのような意味があるのかという必要なメッセージを受け取り改善していきましょう。感情の伝えようとしているメッセージに気がついて受け取ることで、はじめて感情も切り替えることができるようになるのです。

たとえ不快な感情であったとしても、あなたにとって大切なメッセージがそこにはあります。

感情が伝えてくれることに耳を傾けて、自分にとって大切なメッセージを受け取り、伝えてくれたことに感謝できるようになったとき、自分の感情ともっと快適につきあうことができるようになっていきます。

まずは、自分の感情と仲よくなるところからはじめましょう。そのために、見えない自分の心の絵を描いて見えるかたちにしてみませんか？

どんな感情も大切な感情。どんな自分も大切な自分なのですから。

◉試してみよう！

今の自分の心の絵を描いてみましょう。

どんな形でも色でも自由です。表現方法も自由です。心にはいろいろな感情が同居しています。自由に描いてみましょう。

感情のスタンプカード

感情には、スタンプカードのような特徴があります。

スタンプカードとは、お店で商品を買うとスタンプを押してもらって、そのスタンプをためて、ポイントがいっぱいになると景品と交換してもらえるカードです。あなたの財布の中にも、1枚や2枚は入っているかもしれませんね。

感情のスタンプカードも、店のスタンプカードと同じように、感情のスタンプが一つひとつたまっていくのです。たとえば、ひとつぐらいの嫌なことなら我慢できるかもしれませんが、それが何回も重なって起きたときには、ネガティブな報酬と交換してしまうのです。

ネガティブな報酬とは、口論、イライラして相手にどなる、家族にあたる、上司にタンカをきって辞職する、だまって退職する、人から離れる、離婚するなどです。

スタンプカードの大きさは、人それぞれ違います。すぐに、カードがいっぱいになってしまう人もいれば、スタンプがたくさんたまってから大きな報酬と取り換える人もいます。

たとえば、人目が気になるCさんは、いつもニコニコして、相手に気を遣いながら人づきあいをしています。しかし彼女は、自分の感情のスタンプカードがいっぱいになると、黙って音信不通になってしまうのです。

このようなことを繰り返してきたため、彼女には友達がいません。友達だと思っていても、本人が姿をくらましてしまうため、残された人たちはびっくりしてしまうのです。

なぜ彼女が、長く継続して安定した人間関係が築けないのかというと、彼女は自分の人生脚本を繰り返しているからであり、次に紹介する、偽物の感情で生き続けているからなのです。

本物の感情と偽者の感情

私たちが、普段感じている感情には、本物の感情と偽者の感情があることをご存じでしょうか。

もしかしたら、あなたが頻繁に感じている感情は、偽者の感情かもしれないのです。

普段感じている感情が、偽者の感情なのか本物の感情なのか？

そもそも、偽者の感情と本物の感情とはどういうものなのか？

それらのことを、もう少し説明していきましょう。

まず、感情発達のプロセスとして、私たちは子どもの頃に感じ方や感じたときの反応の仕方を習得していきます。

たとえば、小さな子どもは怒ったり、かんしゃくを起こしたり、駄々をこねて大声で泣き叫んだりします。そんなとき親は、感情と行動を区別せずに、「怒ってはいけません」と厳しく言ったりします。そして、大声で泣き叫ぶ代わりに、我慢していい子を装ったり、しくしくと泣いたりすると抱きしめてもらえたりします。

このようにして、子どもは怒りという感情は抑圧し、表現の許された感情で表現していくようになります。このとき、抑圧した感情が真実の感情です。そして、表現することが許されて、その後頻繁に抱くようになる感情が、代用感情と呼ばれる感情で、私が偽者と言った感情です。

真実の感情は抑圧してしまうため、抑圧してしまった後は、自分ではなかなか感じる取ることが難しくなっていきます。表現の許された感情は、その後頻繁にあらゆるシーンで感じて、底なし沼のように尽きることがありません。

代用感情という偽物の感情にアプローチして、何とか改善を試みたとしても、真実の感情ではないため、なかなか効果が上がりません。ですから、自分の感情と向き合うときに、

今、どのような感情を抱いているのか？

その感情が代用感情なのか？　それとも本物の感情なのか？

もし、その感情の奥に隠された真実の感情があるとすれば、それはどのような感情

なのか？　を探っていきましょう。

代用感情と本物の感情は、ちょうどゆで卵の白身と黄身のように表わすことができます。図のように、卵の黄身の部分が本物の感情です。そのまわりを覆っている白身が、代用感情と言えます。外側からは、黄身が見えないように、真実の感情も見えにくくなっているのです。自分の感情の反応パターンを改善するためには、見えていない本物の感情は何なのかを知ることが必要です。

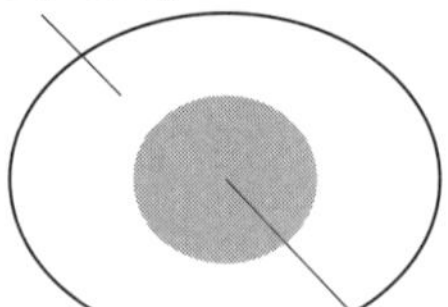

◉試してみよう！

①普段、自分が感じている感情にはどのようなものがあるか、すべて書き出してみましょう。

②普段、感じている感情の奥に、真実の感情があるとしたら、それはどのようなものなのかを、自分自身に問いかけながら探ってみましょう。

絵を描いて感情を癒す

私が学んできた心理学の中で、鈴木佳子先生に教えていただいた、絵を描いて感情を癒すプログラムは、すばらしい癒し効果があるのでご紹介します。

手順はとてもシンプルで簡単なのですが、やってみると、意外とパワフルに自分の感情の本質に出会うことができます。

まず、自分が幼い子どもだった頃、少しだけ嫌だった思い出の1シーンを、**左手で絵に描きます**。うまく描く必要はありません。自分だけが何のシーンかがわかればいいという程度でかまいません。そのときに、何を感じたのか、どんなことを決心したのかなどを思い出して、こちらは文字で裏に書いておきましょう。

次に、自分にとって嫌だったそのシーンに、理想的な親を登場させます。そして、この理想的な親に、そのとき何と言ってほしかったのかを考えてみるのです。さらに、理想の親から言ってもらいたかった言葉を、絵の中に**右手でしっかりと文字で書き入れます**。

そして、頭の中で理想の親をイメージしながら、子どもの頃の自分にその言葉を伝えてもらうのです。

60歳のAさんは、小学校の時に突然母親が亡くなってしまったときの絵を描きました。残されたAさんは父親から「これからは、お前はオレの言うことだけ聞いて生きていけばいいんだ」と言われ、笑うことも許されず、自分がしたいと思うことをすることも許されず、父親の顔色を見ながら生きてきたそうです。稼いでからも自分の気持ちや言いたいことは我慢して、夫の言う通りに夫の機嫌を損ねないように生きてきました。ときには、苦しくてうつ状態になり、起き上がれない日々も続いていました。

彼女が絵を描き、理想の親から受け取った言葉は亡くなった母親からの言葉でした。「急にいなくなって悪かったね。辛い思いをしたね。よく頑張ったね。これからは、そんなに我慢しなくていいよ。いつも近くで見守っているから、自分が思うように生きていっていいんだよ。お前は大切な存在なんだよ」

彼女はその言葉を受け取って号泣しました。そして、そのあとはじめて自分の気持ちや意見を夫に伝えることができるようになっていったのです

苦しかった心の鎧から解放されて、肩の荷が軽くなったと教えてくれました。50年以上続いた心の苦しみからも解放されていったのです。

実の親は、いろいろな性格の方がいるので、必ずしも理想の言葉をかけてくれるとは限りません。ですから、実の親に言ってもらいたい言葉を言ってもらうのは難しいことがあります。けれども、実の親が理想の言葉をかけてくれなかったとしても、あなたは癒されていいのです。

理想の親を頭の中に思い描いて、理想の親に自分がかけてほしかった言葉をかけてもらっているところをイメージすればいいのです。イメージの中で抱きしめてもらって、あなたが大切な存在だと伝えてもらうことは、私たち誰にとっても必要なことであり重要なことだからです。

現在感じている感情は、現在の出来事に反応しているように見えますが、過去の未完了となっている感情が、今も続いている場合があるのです。そのような場合には、過去の感情を癒すことも、あふれる感情に溺れないためには必要なことなのです。

どんな自分も大切な自分

私たちの心の中には、さまざまな感情が同居しています。うれしい感情もあれば、寂しさや不安もあります。また怒りや悲しみ、嫉妬や妬みもあります。どんな感情も締め出すことなく、大切な自分の一部分として受け入れましょう。

家族療法の大家であるヴァージニア・サティアは、「自分の中のいろいろな部分と定期的にパーティを開きましょう」と言っています。普段は、締め出したり抑圧している感情ほど、その感情の存在を認識し、言葉を与えることが大切だというのです。

私は20代の頃、幼児教室の講師として働いていました。幼稚園に入る前の1～2歳の子どもたちと、毎日歌ったり踊ったりしていたのです。ある年のクリスマス会で、赤ずきんちゃんの人形劇をすることになりました。私ははじめてオオカミ役として、オオカミの人形を手につけて、オオカミ役を演じました。

「ハッハッハッ。オレ様はオオカミだ。おいしそうな赤ずきんを食べてやる～」

オオカミの人形でオオカミ役を熱演したとき、不思議な感覚を覚えました。何だかスッキリした感覚があったのです。当時の私は、なぜスッキリしたのかわかりませんでした。けれども、今ならその理由がわかります。

それは、オオカミとして表現した部分は、自分が締め出してきた部分だったのです。私は当時、まじめを絵に描いたように生きていました。やさしくて、まじめで、お人好しで、努力家で、どんなときも一所懸命取り組むのが私のよさだと、信じて疑いませんでした。私の中に、人を脅かしたり陥れるような部分や、腹黒い部分、ダークな部分は一切ないと疑いもしませんでした。きっと、自分の中から締め出して、あるはずがないと見えないように生きていたのだと思います。

オオカミ役で表現したため、自分の中にある部分ではなく、役割として演じているオオカミの人形の口から出る言葉に対して、私には責任が一切ない状態なので、安心して表現することができたのです。

はじめて表現を許された、私の中の、私が締め出し続けてきた部分の声は、私にとって必要な声でもあったのです。心の苦しさを手放すためには、自分でも気づいていない自分の本音の声を、ときには表現する場面も必要なのです。

言葉として表現するには抵抗があるので、絵にして表現をしたり、人形の言葉として表現することは、とても意味のあることだったのです。

「どんな自分にも意味がある。
どんな自分も大切な自分である」

と私が伝えたいのは、そのような理由からなのです。

悲しんでいる自分も、怒っている自分も、恐れを感じている自分も、喜びたい自分も、心配している自分も、不安を感じている自分も、愛されたい自分も、認めてほしい自分も、すべてあなたにとって大切な自分なのです。そして、私たちに大切な感情を、伝えようとしてくれているのです。

今までは、表現を許してはならないと思っていた感情も、感じてもいいのです。我慢せずに、未来の幸せのために建設的に表現していくこともできるのです。

感情表現は、よりよい人間関係を築くために必要なことである。人は、気持ちを表現して他人に聞いてもらったり、受け入れてもらったり、応えてもらいたいという基本的な欲求を持っている。だから、怒りのような感情も、破壊的でなく建設的な表現をする必要がある。

そのためには、
今、ここでの自分の感情に気づいていること
自分の感情を認め、無視したり、否定したりしないこと

自分が感じていることを自分のものとして、自分の行なうことに責任を持つこと
言い争いに勝つことや反証だけを求めないこと
隠さずに感情を伝えてみること
言っていることと心の中を一致させること
自分の感情と意思を統合していくこと

これは、感情に振り回されて困っていた頃の私に、恩師の岡野嘉宏先生が教えてくれた言葉です。私は、岡野先生のおかげで自分の感情の取り扱い方法を知ることができて、やっと生きづらい自分を卒業することができたのです。

本書を手にしてくださったみなさまが、自分の苦しさから解放され、生きづらさを少しでも手放すために役立つことを願っています。

この章のまとめ

・苦しさや不快を伴う感情は、取り除こうとしてもなかなか取り除くことはできない。むしろ、受け入れて、感情の奥にあるメッセージに気づいて、そのメッセージを受け取り感謝できるようになると、不快な感情は解消する。

・どんな感情にも意味があり、自分にとって必要なことを伝えようとしてくれるシグナルである。

・感情は、スタンプカードのようにいくつかの嫌な出来事がスタンプとして押されいき、カードがいっぱいになったときに、ネガティブな報酬と引き換えられる。

・感情表現の仕方は、子どもの頃の親の許可や拒絶によって身につく。子どもの頃に、表現の許されなかった感情は抑圧されて、表現しても許された感情にすり替えられていく。

・代用感情は本物の感情ではないため、いくら表現しても満足することはなく、繰り返し頻繁に感じることになる。

・過去の経験を絵に描いて、そのときに言ってもらいたかった理想の言葉をイメージすることで、過去が癒されて感情も変化していく。

・どんな感情を抱いている自分も大切な自分である。

・感じてはならない表現を許してはならないと思っている感情もあっていい。我慢するのではなく、未来の幸せのために建設的に表現することができる。

・人は、自分の気持ちを表現して他人に聞いてもらったり、受け入れてもらったり、答えてもらいたいという欲求を持っている。

・正直で建設的な感情表現は、よりよい人間関係を築くために必要なことである。

・正直に表現したとしても、受け入れてもらえないこともある。自分が自分の気持ちを大切にしていいのと同じように、相手にも相手の気持ちを大切にしていい権利がある。

おわりに

私がまだ、生きづらさを抱えているときに、多くの方が手を差し伸べてくださいました。けれども、そのことさえ喜ぶことができず、当時の私は苦しんでいました。苦しさを手放したい一心で、心について勉強をはじめましたが、それでも頭では理解できても、心と体はついていくことができず、苦しさが残っていたことを今でも覚えています。

そんなとき、自分の心を見つめると苦しくなるので、自分のほうを見るのを止めようと決心しました。自分のことを見る代わりに、目の前の人を見て、その人の幸せを応援することにしたのです。すると、人の幸せを応援している間だけは、苦しさを手放すことができたのです。

それ以来私は、自分自身のために学んできた心理学を、目の前の人の幸せのために活用し、その方のために伝えはじめました。そして、気がついたら自分の生きづらさは消えて、今の自分になっていたのです。

もしかしたら、ここに真実があるのかもしれないと、今では思っています。

自分自身が幸せになることにフォーカスしてしまうと、自分が幸せかどうかが気になって、人と比べたり、不幸せ感を手放すことができません。自分が幸せなのか、そうでないかは一度脇に置いておいて、目の前の人のほんの小さな幸せのために、自分に何ができるかを考えて、できることを行動に移し、その人の笑顔に出会えたとき、自分自身も幸せな気持ちになれるということがわかってきたのです。

求めるのではなく、与えたときにはじめて、人は幸せになれるのではないかと、今の私は感じています。

生きづらさを手放すことは、自分の執着を手放すことではないかと思います。こうでなければならないと思い込んできた執着を、少しずつ手放すことができたとき、その手放した分だけ心が軽くなり、同時に生きづらさや苦しさも手放すことができるのではないでしょうか。

本書が、少しでもあなたの気持ちを楽にすることに役立ってくれることを願わずにはいられません。
すぐには苦しさを手放すことができなかったとしても、がっかりすることはありません。人は、必ず変わることができます。

「人は変わりたいときに
変わりたいことを
変わりたいペースで変わることができる」

この言葉は、私の尊敬する鈴木佳子先生の言葉です。

私自身も、本当にその通りだと確信しています。
「変わりたいのに、変われない」とそのときは思ったとしても、人は徐々に変わりはじめていて、少したってから振り返ってみたら、自分自身が変化していたことに気づいて喜んでいる人を、私は何人も見てきたからです。

あなたが、ありのままのあなたで安心してそこに存在し、穏やかな幸せを感じることができることを、心から願っています。

そして、「本当に人は変われるんですね。人は幸せになれるんですね。ありがとうございます」と言える日が来ることを願い続けています。

最後になりましたが、本書をみなさまに届けていくために、多くのみなさまのサポートをいただきましたことを、心から感謝しています。

出口が見えない暗闇の中にいたときに、一筋の光を届けてくださり、苦しさを乗り越えるために励まし続けてくださった岡野嘉宏先生に心から感謝しています。

心理学をともに学びながら、苦しいときも支え続けてくれたTA研究部会の仲間たちにも、心から感謝しています。

心理学を通して多くの気づきを与えてくださった繁田千恵先生、鈴木佳子先生、鈴木信市先生、クリスティーナ・ホール先生、リチャード・ボルスタッド先生に心から感謝しています。そして、すばらしい編集者とつなげてくださった、メンターでもある佐藤伝さんのおかげで、本書を生み出し、世の中に送り出すことができました。心から感謝しています。

筆が進まない私に根気よくおつきあいいただき、すばらしい本に仕上げてくださいました、担当編集者の古市達彦さんに心から御礼申し上げます。

本書が、みなさまの手に届くように見えないところで動いてくださった、デザイン、印刷、取次、営業をしてくださいましたみなさまと、本棚に並べて売ってくださった書店員のみなさまにも、心から感謝しています。

本書の原稿を書いているときに、励ましてくれた大切な友人、家族、子どもたちにも、心から感謝しています。

そして、最後まで本書をお読みいただきましたあなたに心から感謝して、ペンを置きたいと思います。

あなたの心に虹がかかり、あなたの未来がどんどん幸せに輝いていきますように。

加藤史子

2013年12月

【著者略歴】

加藤史子（かとう ふみこ）

メンタルトレーナー

筑波大学卒業。千葉大学大学院教育学学校教育臨床課程修了。学生の頃や会社員時代にはストレスから病気になり、さまざまな身体症状や心の苦しさに悩む。そうした自分の心の苦しさを軽減するために、心理学の勉強をはじめる。

世界中の心理学メソッドを自分自身に試しながら、ストレス解消に役立つ心のスキルを構築する。現在は、「ストレスケア」「ストレスマネジメント」「気持ちの切り替え」「不安や緊張しても実力を発揮できるスキル」「夢を実現する心のあり方」「悩みの解決法」などをテーマに、講演や研修などを行なっている。スポーツや受験、就職試験などあらゆる場面でストレスを乗り越え、実力を発揮し、望む結果を手に入れるためのメンタルトレーニングや個人セッションも行なっている。TA（交流分析）トレーナー、米国 NLP 協会認定 NLP トレーナー

著書として『ストレスをすっきり消し去る 71 の技術』(東洋経済新報社)、『メンタルトレーニングで受験に克つ』『メンタルトレーニングで部活が変わる』『メンタルトレーニングでいじめをなくす』(以上、図書文化社)。連載に「1週間を楽しくするビジネスパーソンのメントレ講座」日経 BPnet ビズカレッジ（『日経 BP 社』)、「こころ元気エクササイズ」(『教育新聞』)、「みらいをひらく」(『市民タイムス』)、『心で勝つ！　メントレ実践プログラム』(信州野球専門誌『nines』) など多数。

■心の習慣研究所　こころ元気ネット
http://www.kokoro-genki.net
http://www.happy-puppet.net/

ストレス体質を卒業し「生きづらさ」を手放す法

平成26年2月6日　初版発行

著　　者 ―――― 加藤　史子
発 行 者 ―――― 中島　治久
発 行 所 ―――― 同文舘出版株式会社
東京都千代田区神田神保町1-41　〒101-0051
営業(03)3294-1801　編集(03)3294-1802
振替00100-8-42935　http://www.dobunkan.co.jp

ISBN978-4-495-52581-1
印刷／製本：三美印刷
Printed in Japan 2014